T0145013

Top im Gesundheitsjob

Top im Gesundheitsjob – Einfach zum Mitnehmen!

Die Pocketreihe für Berufe im Gesundheitswesen mit Themen für Ihre Karriere und die persönliche Weiterentwicklung.

Top im Gesundheitsjob bietet Ihnen zum schnellen Nachlesen und Anwenden:

- Wissen rund um Themen für eine bessere Ausgangsposition in Gesundheitsberufen
- Autoren aus den Gesundheitsberufen
- Konzentration auf die wesentlichen, für die Umsetzbarkeit wichtigen Inhalte
- Eine kurzweilige und informative Wissensvermittlung
- Selbsttests, Übungen und Trainingsprogramme

Simone Schmidt

Take Care

Achtsamkeit in Gesundheitsberufen

2. Auflage

Mit 7 Abbildungen

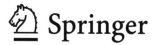 Springer

Simone Schmidt
Ladenburg, Deutschland

ISSN 2625-9400   ISSN 2625-9419   (electronic)
Top im Gesundheitsjob
ISBN 978-3-662-66981-5   ISBN 978-3-662-66982-2   (eBook)
https://doi.org/10.1007/978-3-662-66982-2

Die Deutsche Nationalbibliothek verzeichnet diese Publikation in der Deutschen Nationalbibliografie; detaillierte bibliografische Daten sind im Internet über http://dnb.d-nb.de abrufbar.

Planung/Lektorat: Sarah Busch
Springer ist ein Imprint der eingetragenen Gesellschaft Springer-Verlag GmbH, DE und ist ein Teil von Springer Nature.
Die Anschrift der Gesellschaft ist: Heidelberger Platz 3, 14197 Berlin, Germany

Vorwort

Die Zeit vergeht nicht schneller als früher, aber wir laufen eiliger an ihr vorbei.

George Orwell

Achtsamkeit ist in unserer schnelllebigen und leistungsorientierten Gesellschaft angekommen. Wir suchen nach Hilfsmitteln und Methoden, um den (Berufs-)Alltag bewältigen zu können. Gerade im Gesundheitswesen benötigt man Konzepte, um die Diskrepanz zwischen erhöhten Leistungsanforderungen und den eigenen Idealen zu überbrücken.

Dieses Buch möchte Anregungen geben, achtsam und aufmerksam zu bleiben und die soziale Wahrnehmung zu trainieren.

Da Achtsamkeit und Wertschätzung in allen Bereichen des Alltags und in allen Sparten des Gesundheitswesens eine übergeordnete Rolle spielen, wendet sich dieses Buch an alle Berufsgruppen des Gesundheitssektors.

Zur Verbesserung der Lesbarkeit werden im gesamten Buch die verschiedenen Berufsgruppen im Gesundheitswesen, also beispielsweise Ärzte, Gesundheits- und Krankenpfleger, Altenpfleger, Physiotherapeuten, Ergotherapeuten, Logopäden, Psychologen, Sozialarbeiter etc., prinzipiell als Mitarbeiter bezeichnet. Analog werden alle Patienten, Bewohner, Klienten, Kunden, Gäste etc. durchgehend Patienten genannt.

Die Achtsamkeit kann durch zahlreiche Übungen speziell trainiert werden. Dabei handelt es sich um Einzel- oder Gruppenübungen, die unterschiedliche Bereiche des sozialen Kontakts schulen, etwa die Kommunikation, die Aufmerksamkeit oder die Wahrnehmung.

☻ Übungen

Dieses Format beinhaltet Übungen, die auch in Fortbildungen eingesetzt werden können. Viele Übungen können sowohl alleine als auch in Gruppen durchgeführt werden.

Danksagung

Für die kompetente Begleitung bedanke ich mich bei Frau Sarah Busch und Frau Ulrike Niesel vom Springer Verlag, bei Frau Jeevitha Juttu und Frau Saranya Prabhakaran für die gute Zusammenarbeit und bei Frau Claudia Styrsky für Ihre Kreativität beim Zeichnen.

Mein Dank gilt natürlich auch meiner Familie, die mich immer bestärkt und unterstützt.

Schließlich danke ich allen Lesern dieses Buchs und hoffe, dass es dazu beitragen kann, Ihren Blick auf Ihre tägliche, wertvolle Arbeit zu verändern. Auf Ihr Feedback bin ich gespannt und freue mich über Ihre Meinung.

Unsere Verabredung mit dem Leben findet im gegenwärtigen Augenblick statt. Und der Treffpunkt ist genau da, wo wir uns gerade befinden.

Buddha Siddhartha Gautama

Ladenburg   Simone Schmidt
Dezember 2022

Kennen Sie das auch?

Frau Müller ist 37 Jahre alt, verheiratet und Mutter von zwei Kindern. Sie arbeitet halbtags als Assistenz der Pflegedirektion in einem städtischen Krankenhaus. Wie jeden Morgen steht Frau Müller um 6.30 Uhr auf, um für ihre Familie das Frühstück vorzubereiten. Zunächst geht sie ins Bad, stolpert über die Schmutzwäsche der jüngeren Tochter, die mitten im Raum auf dem Boden liegt. Frau Müller bückt sich und wirft die Wäsche in den Wäschekorb. Anschließend geht sie in die Küche, um für die Kinder die Pausenbrote vorzubereiten.

Inzwischen ist auch Herr Müller aufgestanden und begrüßt seine Frau mit einem knappen »Morgen«. Herr Müller deckt den Tisch und geht dann ins Bad. Frau Müller beginnt inzwischen, die Kinder zu wecken. Nebenher räumt sie die Spülmaschine aus. Währenddessen ruft der ältere Sohn nach seiner Mutter, weil er seine Turnschuhe nicht finden kann. Die Tochter hat noch keine Reaktion auf das Wecken gezeigt. Frau Müller findet die

Turnschuhe in der hintersten Ecke des Kleiderschranks und weckt die Tochter aufs Neue. Schnell trinkt sie eine Tasse Kaffee und isst ein paar Cornflakes, während Herr Müller nach dem Autoschlüssel sucht und Frau Müller zuruft, dass er heute etwas später von der Arbeit kommt.

Frau Müller ist gereizt. Für den Nachmittag hatte sie einen größeren Einkauf mit ihrem Ehemann gemeinsam geplant und wollte außerdem einen kurzen Besuch bei der Schwiegermutter abstatten, die nach einer schweren Grippe noch angeschlagen ist. Außerdem sollte sie den Sohn und seinen Freund zum Eishockeytraining bringen und die Tochter zum Kieferorthopäden begleiten.

Endlich sitzt Frau Müller im Auto und lässt sich den Arbeitstag, der vor ihr liegt, durch den Kopf gehen. Für ihren Chef muss sie noch eine Präsentation für ein Meeting am Nachmittag überarbeiten. Eigentlich sollte der neue Kollege diese Aufgabe übernehmen, kurzfristig hat er jedoch mitgeteilt, dass er es zeitlich nicht schafft. Frau Müller wollte stattdessen einen Abschlussbericht ihrer Arbeitsgruppe verfassen, die die Verbesserung der Dienstleistungsqualität unter dem Aspekt Kundenservice überprüfen sollte. Am Ende hatte sie das Gefühl, sich als einzige Mitarbeiterin in dieser Arbeitsgruppe aktiv einzubringen. Obwohl einige vom Team regelmäßig zu den Treffen erschienen, verbrachten die meisten Teammitglieder die Zeit mit Nörgeln, Plaudern oder Abschalten. Die anderen Gruppenmitglieder kamen sehr unregelmäßig.

Noch während Frau Müller vor dem Büro einen Parkplatz sucht, ist ihre Stimmung gedrückt. Dennoch begrüßt sie die anwesenden Kollegen mit einem aufrichtigen Lächeln. Frau Müller verlässt ihr Büro nach der Arbeit mit einem positiven Gefühl. Auf dem Heimweg fährt sie noch kurz beim Supermarkt vorbei, um etwas für das

Mittagessen einzukaufen. Frau Müller packt eilig ein paar Lebensmittel in ihren Wagen und stellt sich an der Kasse an. Völlig in Gedanken versunken legt sie die Einkäufe auf das Band und wird von der Verkäuferin aufgefordert, ihre Tasche anzuheben und zu öffnen. »Warum eigentlich, sehe ich etwa aus wie ein Ladendieb?«, empört sie sich, öffnet aber trotzdem gehorsam ihre Tasche. Nachdem sie die Einkaufstasche in den Kofferraum gepackt hat, fährt Frau Müller schnell nach Hause, um das Essen vorzubereiten. An der Ampel bremst ihr Vordermann abrupt ab, als das Signal auf gelb schaltet. »Idiot« schimpft Frau Müller und tritt ebenfalls fest auf die Bremse.

Zuhause schneidet sie schnell noch ein paar Tomaten und wirft sie in den fertig gekauften Salat. Dabei denkt sie, dass es eigentlich viel gesünder wäre, nur frische Lebensmittel zu verwenden. Als die Tochter aus der Schule kommt, lässt sie den Ranzen direkt hinter der Tür fallen und jammert »Schon wieder Nudeln, Mama? Ich habe in Mathe eine 4- im Test geschrieben.« Sie seufzt und antwortet: »Da wird der Papa sich nicht wirklich freuen, wo er so mit dir geübt hat.«

Kurz darauf kommt auch der Sohn nach Hause, lässt seine Tasche fallen, ruft: »Lecker, Nudeln!« und nimmt im Vorbeigehen ein paar Nudeln aus der Schüssel. »Training ist heute übrigens schon um 6 Uhr, wir haben am Freitag ein wichtiges Spiel.« Nachdem Frau Müller ihren Sohn zum Training gefahren hat und mit der Tochter beim Kieferorthopäden war, kommt ihr Mann nach Hause. »Heute war ein furchtbarer Tag, um alles muss man sich selbst kümmern, sonst klappt nichts. Und wie war es bei dir?« möchte er wissen. »Naja«, antwortet Frau Müller »wie immer«.

»Warst du etwa noch nicht bei meiner Mutter, sie braucht doch dringend Eier und Tesafilm!«, erbost sich

Herr Müller als das Telefon klingelt. »Auf dich ist eben kein Verlass! Wenn ich dich einmal um einen Gefallen bitte.« Frau Müller wird wütend. In diesem Moment fällt ihr Blick zur Decke und ihr fallen die Spinnweben in den Ecken auf. Auch die Fenster müssten dringend geputzt werden. Frau Müller explodiert: »Bin ich hier für alles ganz alleine zuständig? Mir hilft ja auch niemand, Hauptsache das Essen steht auf dem Tisch!«, schreit sie und beginnt zu schluchzen. Herr Müller kann den Ausbruch nicht verstehen und kontert: »Soll das heißen, dass ich nichts mache? Ich tue wirklich, was ich zeitlich schaffen kann, mehr geht eben nicht.« Den Rest des Abends verbringen Müllers verärgert und schweigsam.

Inhaltsverzeichnis

Über die Autorin

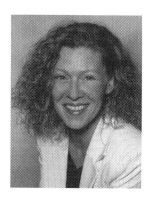

Simone Schmidt ist Gesundheits- und Krankenschwester, Qualitätsmanagerin, Dozentin und Pflegeexpertin. Sie berät und begleitet seit vielen Jahren verschiedenste Einrichtungen im Gesundheitswesen, u. a. in den Bereichen QM, Organisation, Implementierung von Expertenstandards und Projektmanagement.

1

Achtsamkeit im Alltag

Die Normalität ist eine gepflasterte Straße; man kann gut
darauf gehen – doch es wachsen keine Blumen mehr auf
ihr.
  Vincent van Gogh

Die Begriffe Achtung, Achtsamkeit, Aufmerksamkeit, soziale
Wahrnehmung oder der aus dem Englischen stammende
Begriff »mindfulness« sind Schlagwörter, die in verschiedenen
Bereichen verwendet und untersucht werden. So begegnet
einem dieses Thema in der Philosophie, in der Psychologie, in
der Theologie, in der Psychotherapie aber auch in modernen
Managementtheorien.
  Die Ursprünge des Begriffs Achtsamkeit im Buddhis-
mus gehen auf die Lehrrede von den Grundlagen der Acht-
samkeit des Buddha Siddharta Gautama, 583 bis 463 v. Chr.,
(Satipatthāna-Sutta) zurück. Somit handelt es sich um ein
zentrales Thema der buddhistischen Tradition.

© Der/die Autor(en), exklusiv lizenziert an Springer-Verlag
GmbH, DE, ein Teil von Springer Nature 2023
S. Schmidt, *Take Care,* Top im Gesundheitsjob,
https://doi.org/10.1007/978-3-662-66982-2_1

1.1   Was bedeutet Achtsamkeit?

Das Wort »Satipatthāna« von Buddha Siddharta Gautama stammt aus dem Pali-Kanon, der ältesten schriftlichen Überlieferung des Buddhismus. Der Begriff setzt sich zusammen aus »sati« – Achtsamkeit und »patthāna« – Grundlagen, was so viel bedeutet wie Grundlagen oder Ausgangspunkte der Achtsamkeit. Bekannt wurden die »Grundlagen der Achtsamkeit« durch die Veröffentlichung von Nyanaponika Mahathera, ein buddhistischer Mönch, der 1901 in Deutschland geboren wurde.

Achtsamkeit wird im Buddhismus als unvorein-genommenes, aufmerksames Beobachten betrachtet, das aus verschiedenen Komponenten besteht.

Komponenten der Achtsamkeit

– Achtsamkeit ist ein bestimmter »Seins-Modus«
– Achtsamkeit erfordert eine bestimmte Haltung der eigenen Erfahrung gegenüber
– Achtsamkeit verwendet bestimmte Techniken
– Achtsamkeit erfordert Ziele und Wirkungen

Vor allem der »Seins-Modus« unterscheidet sich von dem automatischen Handlungskonzept der westlichen Welt, das von verschiedenen Autoren als sogenannter »Auto-pilotenmodus« bezeichnet wird. Dabei werden Hand-lungen unbewusst und schematisch durchgeführt, ohne emotionale Beteiligung und ohne die ungeteilte Aufmerk-samkeit auf den Moment. Innere und äußere Reize werden möglichst ignoriert.

Achtsamkeit wird im Buddhismus als ein natürliches menschliches Potenzial betrachtet, das durch tägliche

Übungen der Konzentration, des Loslassens, des Innehaltens und des feinen Beobachtens im Alltag geübt und angewendet werden kann. Sie ist im Buddhismus der Hauptweg zur Erleuchtung.

1.2 Situationen im Alltag

Kleine Ärgernisse und Herausforderungen im Alltag können in Eskalationen oder Dauerstress münden. Missverständnisse und unvorhersehbare Situationen bringen den geplanten Ablauf durcheinander und tragen zu einer Belastung bei. Derartige Belastungen müssen nicht immer als negativ empfunden werden, sondern können motivierend und anspornend wirken, als sogenannter Eustress.

Um Distress, also negativen Stress, zu vermeiden oder in Eustress – positiven Stress umzuwandeln, können einfache Übungen durchgeführt werden, die sich gut in die Alltagsroutine integrieren lassen. Grundlage aller Übungen der Achtsamkeit ist das »Zur-Ruhe-kommen«, »Abschalten und Beobachten« und das bewusste Refelektieren des Alltags und der eigenen Person.

Allerdings ist es schwierig, in der täglichen Routine Zeitspannen zu finden, in denen man sich einfach zurückzieht und abschaltet. Die folgenden Übungen sollen dazu beitragen, auf gezielte Art Achtsamkeit zu trainieren.

Übung: Rote Ampel

Die Ampelübung ist eine schnell einsetzbare, gut geeignete Übung, um Alltagsstress zu verarbeiten.

Übung: Rote Ampel
Trainiert die Reflexion
Hilfsmittel: Rote Ampel
Dauer: wenige Minuten

> ☻ **Rote Ampel**
>
> Wenn Sie nach der Arbeit auf dem Heimweg sind, können Sie jede rote Ampel nutzen, um die gerade erlebten Situationen des Arbeitstages kurz zu reflektieren. Dabei wirkt die Ampel wie ein Signal, mit dem Sie eine bestimmte Aufgabe verbinden.

Analog zu dem eigentlichen Signal, das eine rote Ampel vermittelt, also »Stehen bleiben«, können Sie selbst weitere Signale verknüpfen. Beispielsweise kann das Ampelsignal mit Gymnastik- oder Atemübungen zur Entspannung verbunden werden.

Eine weitere Möglichkeit besteht darin, das Ampelsignal mit einer gezielten Reflexion zu verknüpfen. Dabei können Fragestellungen bearbeitet werden, wie: »Was war heute besonders ärgerlich und nervenaufreibend?«, oder: »Was ist mir heute besonders gut gelungen?«, bzw.: »Worüber habe ich mich heute besonders gefreut?«

Selbstverständlich können Sie die Übung auch als Radfahrer oder Fußgänger durchführen. Wenn Sie mit öffentlichen Verkehrsmitteln unterwegs sind, kann das Haltesignal oder das Erreichen einer Haltestelle als Signal genutzt werden. Im Idealfall nutzen Sie die gesamte Fahrt zur Verarbeitung der Erlebnisse und steigen dann entspannt an Ihrem Ziel aus. Sie haben den Arbeitstag verarbeitet und können sich komplett auf Ihr Privatleben einstellen.

Wenn Sie die Ampelübung einige Male durchgeführt haben, benötigen Sie das Signal der roten Ampel wahrscheinlich gar nicht mehr. Sie können dann spontan positive und negative Erlebnisse bewusst reflektieren. Dabei sollten Sie allerdings beachten, dass nicht nur negative sondern gezielt auch positive Aspekte reflektiert werden.

Übung: Short-Date

Eine weitere unkomplizierte Übung ist das tägliche Short-Date. Gemeint ist damit eine regelmäßige, kurze Verabredung mit sich selbst.

Übung: Short Date
Trainiert die Entspannung
Hilfsmittel: keine
Dauer: 5 bis 10 min

> ☻ **Short Date**
>
> Verabreden Sie sich jeden Tag für 5 bis 10 Minuten mit sich selbst, um Ihre Gedanken zu sortieren, zur Ruhe zu kommen und über den bisherigen Tagesverlauf nachzudenken bzw. den weiteren Ablauf zu planen.

Halten Sie sich dabei an folgenden Ablauf

1. Legen Sie eine Uhrzeit für Ihr Short-Date fest. Halten Sie sich unbedingt an diesen Termin, wenn Sie dazu neigen, Termine zu vergessen, stellen Sie einen Wecker oder Ihr Handy. Der Termin mit Ihnen hat eine hohe Priorität.
2. Wählen Sie einen angenehmen Ort, beispielsweise die Gartenbank oder einen bequemen Sessel.
3. Setzen Sie sich bequem und entspannt hin.

4. Denken Sie an nichts.
5. Achten Sie darauf, was Ihnen spontan einfällt und fragen Sie sich, warum.
6. Wenn Sie nicht abschalten können, stellen Sie sich selbst Fragen:
   - Was ist mir heute gut gelungen?
   - Was lief nicht so gut?
   - Worüber habe ich mich gefreut?
   - Was möchte ich heute noch schaffen?
   - Wie kann ich das bewältigen?
   - Welche Person hat heute einen bleibenden Eindruck bei mir hinterlassen?

Wenn Sie das Gefühl haben, dass Ihr Alltag chaotisch und desorganisiert ist, kann eine tägliche Verabredung mit sich selbst dazu beitragen, Ruhe und Struktur in den Tagesablauf zu bringen.

Vermutlich wird es schwierig sein, ein Short-Date am Arbeitsplatz durchzuführen. Sinnvoll ist es dann, zuhause einen Zeitpunkt zu finden, an dem Sie diese Übung machen können.

Positiv Denken

Sowohl bei Ihrem Short-Date als auch im Allgemeinen ist es vorteilhaft, eine positive Denkweise einzuüben. Dies ist natürlich abhängig von Ihrer Grundeinstellung und Ihrem Charakter. Auch wenn Sie ein pessimistisch denkender Mensch sind, können Sie trainieren, Ihre Gedanken bewusst in positive Bahnen zu lenken.

Übung: Positives Denken
Trainiert die Haltung
Hilfsmittel: keine
Dauer: variabel

☻ **Positives Denken**

Zwingen Sie sich, unangenehme oder negative Gedanken in eine positive Formulierung umzuwandeln. Sie erreichen eine positive Einstellung, wenn Sie lernen, sich selbst zu mögen.

Versuchen Sie dabei, positive Ansatzpunkte in Ihrem Alltagsleben gezielt aufzuspüren. Mit Sicherheit finden Sie einige Aspekte in Ihrem Leben, auf die Sie bewusst stolz sein können.

Sehen Sie das Leben positiv

An dieser Stelle finden Sie verschiedene Aussagen zum Thema positive Aspekte des Lebens, die beispielhaft für positive Gefühle und Stolz stehen können:

– Ich bin stolz auf meine Kinder.
– Ich übe eine sinnvolle Tätigkeit aus.
– Ich kann mich gut in andere Menschen hineinversetzen.
– Ich bewahre auch in schwierigen Situationen die Ruhe.
– Ich habe in meinem Beruf Wissen und Erfahrung erworben.
– Ich kann mit anderen Menschen gut in Kontakt treten.
– Meine Gäste fühlen sich wohl bei mir.
– Ich kann sehr gut kochen.
– Ich bin zuverlässig und gut strukturiert.
– Trotz meiner körperlichen Einschränkung, kann ich meinen Lebensunterhalt erarbeiten.
– Ich bin sportlich und attraktiv.
– Ich bin in meinem Fachgebiet Experte.
– Ich bin ehrenamtlich tätig.

Auch wenn Sie keinen effektiven Erfolg empfinden, wird Ihre positive Grundeinstellung einen unbewussten Effekt bewirken.

Übung: Entrümpeln

Gerümpel ist belastend. Sowohl reales Gerümpel im Keller oder im Speicher, als auch »Gerümpel« im Alltag. Dabei handelt es sich um Tätigkeiten und Pflichten, die man ausübt, ohne deren Sinn zu hinterfragen.

Zum einen entwickelt jeder Mensch im täglichen Tagesablauf Gewohnheiten, deren Sinn bei genauerer Betrachtung nicht nachvollziehbar ist, zum anderen entwickeln sich auch am Arbeitsplatz gewisse Routinen und Zuständigkeiten, die dann als normal empfunden werden.

Beispiele für Gerümpel im Alltag

– Ausüben von Tätigkeiten, die nicht dringend notwendig sind, etwa Auto waschen oder Straße kehren am Samstag
– Teilnahme an Veranstaltungen, die uninteressant sind, beispielsweise der Besuch einer Karnevalsveranstaltung, die Sie überhaupt nicht interessiert
– Ausüben von Hobbies, die keine Freude mehr bereiten
– Kontakt halten zu Menschen, zu denen man keine Beziehung mehr hat

Beispiele für Gerümpel am Arbeitsplatz

– Routinetätigkeiten, die keinen Sinn machen, etwa Betten machen bei jedem Patienten im Krankenhaus
– Zuständigkeiten, die nicht überprüft werden, etwa Statistiken erstellen, die nicht ausgewertet werden

Übung: Entrümpeln
Trainiert die Wahrnehmung
Hilfsmittel: Papier und Stift
Dauer: variabel

> ☻ **Entrümpeln**
>
> Wenn Sie Ihren Alltag entrümpeln möchten, schreiben Sie eine Woche lang jeden Abend auf, was Sie den Tag über gemacht haben. Nach einer Woche kontrollieren Sie das Ergebnis, in dem Sie sich bei jedem Punkt auf der Liste fragen, warum Sie dies gemacht haben und ob es eine sinnvolle Tätigkeit war.

Bei Tätigkeiten, die Sie als sinnvoll erachten, können Sie überprüfen, ob diese Aufgabe tatsächlich von Ihnen persönlich ausgeübt werden muss. Sinnlose Tätigkeiten können Sie streichen oder durch sinnvolle Aufgaben ersetzen.

Wenn es Ihnen nicht gelingt, die Alltagsroutine zu entrümpeln, beginnen Sie mit der Entrümpelung des Kellers oder des Speichers. Derartige Tätigkeiten geben neuen Schwung, der dann für den Alltag zur Verfügung steht.

Beppo Straßenkehrer

In dem Buch »Momo« von Michael Ende wird erzählt, wie der Straßenkehrer Beppo seine Arbeit erledigt.

> **Beppo Straßenkehrer**
>
> Er fuhr jeden Morgen lange vor Tagesanbruch mit seinem alten, quietschenden Fahrrad in die Stadt zu einem großen Gebäude. Dort wartete er in einem Hof zusammen mit seinen Kollegen, bis man ihm einen Besen und einen Karren gab und ihm eine bestimmte Straße zuwies, die er kehren sollte.

Beppo liebte diese Stunden vor Tagesanbruch, wenn die Stadt noch schlief. Und er tat seine Arbeit gern und gründlich. Er wusste, es war eine sehr notwendige Arbeit.

Wenn er so die Straßen kehrte, tat er es langsam, aber stetig: Bei jedem Schritt einen Atemzug und bei jedem Atemzug einen Besenstrich.

Dazwischen blieb er manchmal ein Weilchen stehen und blickte nachdenklich vor sich hin. Und dann ging es wieder weiter: Schritt – Atemzug – Besenstrich. Während er sich so dahin bewegte, vor sich die schmutzige Straße und hinter sich die saubere, kamen ihm oft große Gedanken. Aber es waren Gedanken ohne Worte, Gedanken, die sich so schwer mitteilen ließen wie ein bestimmter Duft, an den man sich nur gerade eben noch erinnert, oder wie eine Farbe, von der man geträumt hat. Nach der Arbeit, wenn er bei Momo saß, erklärte er ihr seine großen Gedanken. Und da sie auf ihre besondere Art zuhörte, löste sich seine Zunge, und er fand die richtigen Worte.

»Siehst du, Momo«, sagte er dann zum Beispiel, »es ist so: Manchmal hat man eine sehr lange Straße vor sich. Man denkt, die ist so schrecklich lang; das kann man niemals schaffen, denkt man.«

Er blickte eine Weile schweigend vor sich hin, dann fuhr er fort: »Und dann fängt man an, sich zu beeilen. Und man eilt sich immer mehr. Jedes Mal, wenn man aufblickt, sieht man, dass es gar nicht weniger wird, was noch vor einem liegt. Und man strengt sich noch mehr an, man kriegt es mit der Angst, und zum Schluss ist man ganz außer Puste und kann nicht mehr. Und die Straße liegt immer noch vor einem. So darf man es nicht machen.«

Er dachte einige Zeit nach. Dann sprach er weiter: »Man darf nie an die ganze Straße auf einmal denken, verstehst du? Man muss nur an den nächsten Schritt denken, an den nächsten Atemzug, an den nächsten Besenstrich. Und immer wieder nur an den nächsten.«

Wieder hielt er inne und überlegte, ehe er hinzufügte: »Dann macht es Freude; das ist wichtig, dann macht man seine Sache gut. Und so soll es sein.«

Und abermals nach einer langen Pause fuhr er fort: »Auf einmal merkt man, dass man Schritt für Schritt die ganze Straße gemacht hat. Man hat gar nicht gemerkt wie, und man ist nicht außer Puste.«

Er nickte vor sich hin und sagte abschließend: »Das ist wichtig.« (Aus dem Buch »Momo« von Michael Ende).

Versuchen Sie, die Denkweise von Beppo Straßenkehrer auf Ihren Alltag zu übertragen. Möglicherweise ist es hilfreich, immer nur an den nächsten Schritt zu denken, ohne dabei das Gesamtziel aus den Augen zu verlieren.

> **Werden Sie langsam!**

Wenn Sie in Ihrem Alltag das Gefühl der Überforderung und Erschöpfung kennen und gar nicht mehr wissen, was Sie zuerst machen sollen, gereizt und deprimiert reagieren und deswegen die Achtsamkeit den Patienten gegenüber, aber auch die Wahrnehmung Ihrer eigenen Person und der Menschen in Ihrem Umfeld verloren geht, ist das Erstellen einer To-do-Liste eine ähnliche Vorgehensweise, wie die Denkweise von Beppo Straßenkehrer.

Übung: Beppo
Trainiert die Haltung
Hilfsmittel: keine
Dauer: variabel

> ☺ **Beppo**
>
> Nutzen Sie diese Methode »Beppo Straßenkehrer«, um den Alltag zu strukturieren und Ihre Gedanken auf das Wesentliche zu fokussieren. Konzentrieren Sie sich immer nur auf die Aufgabe, die Sie gerade erledigen und planen Sie Ihre Aufgaben Schritt für Schritt. Erst wenn eine Aufgabe abgeschlossen ist, beschäftigen Sie sich gedanklich mit der nächsten.

Routine

Der Alltag wird zum großen Teil geprägt durch Routinetätigkeiten, die man ohne größeres Nachdenken durchführen kann. Bei einigen Aufgaben, die man tagtäglich

ausübt, kann man sogar vollkommen »das Gehirn aus-
schalten«.

Routinetätigkeiten im Alltag

- Putzen
- Duschen
- Kartoffeln schälen
- Rasieren und Zähne putzen
- Rasen mähen
- Mit dem Hund spazieren gehen
- Spülmaschine ausräumen

Routinetätigkeiten bei der Arbeit

- Reinigungsarbeiten
- Umkleiden
- Hauswirtschaftliche Tätigkeiten
- Software-Update
- Kopieren
- Kaffee kochen
- Ortswechsel, Arbeitsweg

Oftmals schweifen die Gedanken bei der Ausübung
von solchen Tätigkeiten ab und man beschäftigt sich
in Gedanken mit aktuellen Problemen und entwickelt
spontan kreative Ideen, Geistesblitze und Lösungsmöglichkeiten.

Übung: Routine
Trainiert die Spontaneität
Hilfsmittel: keine
Dauer: variabel

☻ **Routine**

Nutzen Sie Routinetätigkeiten, um gezielt Problem-lösungen zu erarbeiten. Bevor Sie die Tätigkeit beginnen, stellen Sie sich bewusst eine Frage, die Sie momentan beschäftigt. Sobald Ihnen ein wichtiger Gedanke in den Kopf kommt, schreiben Sie diesen auf.

Belohnung

Verhaltensänderungen können durch Belohnungen oder Bestrafungen erreicht werden. Gelegentlich beobachtet man an sich selbst Verhaltensweisen, die als unerwünscht oder störend empfunden werden. Diese Verhaltensweisen sind sowohl im Alltagsleben als auch am Arbeitsplatz identisch.

Unerwünschte Verhaltensweisen

- Ich bin träge.
- Ich bin zu langsam.
- Ich habe keine Lust.
- Ich finde keinen Anfang.
- Ich beginne eine Tätigkeit und kann sie dann nicht abschließen.
- Ich bin antriebslos.
- Ich werde hektisch und vergesse dann wichtige Dinge.
- Ich kann mich nicht entscheiden.
- Ich verschiebe Dinge gerne auf einen späteren Zeit-punkt.

Unerwünschte Verhaltensweisen, die man an sich selbst beobachtet, sind deprimierend und führen zu einem Gefühl der Verstimmung und des Versagens.

Übung: Belohnung
Trainiert die Einstellung
Hilfsmittel: Belohnung, Papier, Stift
Dauer: variabel

☻ **Belohnung**

Man kann trainieren, unerwünschtes Verhalten abzustellen, wenn man sich selbst beobachtet. Von Vorteil ist es, negatives Verhalten durch Belohnung zu reduzieren.

Ähnlich wie bei guten Vorsätzen an Silvester, funktioniert das Training nur dann, wenn man genau plant, was man tun möchte und in welcher Form. Das Verhaltenstraining durch Belohnung kann nach folgendem Schema durchgeführt werden:

1. Notieren Sie, was Sie an sich selbst stört.
2. Legen Sie einen Beobachtungszeitraum fest.
3. Überlegen Sie sich eine Belohnung, die Sie sich gönnen möchten, wenn Sie erfolgreich waren.
4. Beobachten Sie nun über den festgelegten Zeitraum Ihr eigenes Verhalten.
5. Schummeln Sie nicht!
6. Wenn Sie Ihr Ziel erreicht haben, genießen Sie Ihre Belohnung, wenn nicht, beginnen Sie von vorn.

Auch persönliche Eigenschaften können in dieser Weise beeinflusst werden. Da es sich jedoch um angeborene oder erworbene Charaktereigenschaften handeln kann, ist das Training häufig langwierig und man neigt zu Rückfällen. Deshalb sollte man auch nach einem erfolgreich abgeschlossenen Verhaltenstraining durch Belohnung in gewissen Abständen überprüfen, ob das positive Ergebnis noch andauert.

Mögliche Charaktereigenschaften

– Ich bin launisch.
– Ich bin jähzornig.
– Ich bin stimmungslabil und verhalte mich dann ungerecht.
– Ich reagiere unangemessen auf Kritik.
– Ich erwarte zu viel von anderen und zu wenig von mir selbst.

Oftmals reicht es aus, derartige Charaktereigenschaften zu erkennen und sich selbst einzugestehen. Selbstverständlich sollte das Ziel immer sein, negative Eigenschaften abzulegen, da der berufliche Umgang mit Menschen solche Eigenarten eigentlich nicht zulässt. Insbesondere dann, wenn man vorwiegend mit hilfsbedürftigen Menschen zu tun hat. Andererseits begreifen Patienten den Mitarbeiter im Gesundheitswesen auch als Person mit Stärken und Schwächen und können diese akzeptieren, wenn sie offen kommuniziert werden.

Sich einer anderen Person gegenüber für ein unangemessenes Verhalten zu entschuldigen und dies zu begründen, ist für den Betroffenen meist besser nachvollziehbar als zu »schauspielern« und sich zu verstellen.

Realitätscheck

Unangemessene Verhaltensweisen und extreme Stresssituationen im Alltag können zu einer negativen Einstellung gegenüber der eigenen Person, gegenüber dem sozialen Umfeld und gegenüber der eigenen Tätigkeit führen.

Diese negativen Gefühle äußern sich dann auch in der Kommunikation (Kap. 5), beispielsweise durch »so dahin gesagte« Aussagen, die andere Personen verletzen können.

Negative Kommentare

- Ich bekomme bald einen Herzinfarkt.
- Ich mach das alles nicht mehr mit.
- Du bringst mich noch ins Grab.
- Ich suche mir einen anderen Job.
- Ich schaffe das nicht mehr.
- Ich finde Sie unmöglich.
- Ich lasse mich scheiden.
- Ich möchte nichts mehr von Ihnen hören.

Jeder Mensch kommt in Situationen, in denen er Dinge sagt, die er überhaupt nicht so meint. In diesem Fall kann ein aufmerksamer, achtsamer Umgang mit sich selbst und anderen wiederhergestellt werden, indem man einen Realitätscheck durchführt.

Übung: Realitäts-Check
Trainiert die Wahrnehmung
Hilfsmittel: keine
Dauer: variabel

☻ **Realitäts-Check**

Achten Sie auf Ihre Kommunikation: Werden Sie wirklich einen Herzinfarkt bekommen oder die Scheidung einreichen, weil etwas nicht gut gelaufen ist? Spüren sie derartige Aussagen auf und hinterfragen Sie die Ursache. Versuchen Sie, unrealistische Aussagen aus ihrem Sprachgebrauch zu eliminieren.

Wenn Sie den Realitätscheck erfolgreich durchgeführt haben und sensibel auf Ihre eigenen Aussagen reagieren, können Sie im nächsten Schritt daran arbeiten, die auslösenden Gefühle zu identifizieren, und Bewältigungsstrategien erarbeiten, die Sie anwenden, wenn Sie diese Gefühle an sich selbst bemerken.

Fazit

- In diesem Kapitel haben Sie Grundlagen der Achtsamkeit und Übungen kennengelernt, um Situationen aus Ihrem privaten und beruflichen Alltag bewusster zu begegnen.
- Betrachten Sie nun noch einmal das Beispiel von Frau Müller. Welche Übungen würden Sie ihr empfehlen? Könnten Sie sich vorstellen, dass der Alltag von Frau Müller und ihrer Familie dadurch beeinflusst wird?
- Welche Übung könnten Sie selbst durchführen, wenn Sie Unachtsamkeit an sich beobachten?

2

Soziale Wahrnehmung

Gleichgültigkeit ist die mildeste Form der Intoleranz.
Karl Jaspers

Um die Beeinträchtigungen sozialer Wahrnehmung zu verstehen, muss man vorab die Bedingungen der Wahrnehmung im sozialen Kontext betrachten: Wie wird eine Person wahrgenommen? Welche sozialen Rollen hat diese Person inne? Welche psychologischen Effekte beeinflussen die Wahrnehmung von Personen? Wie wirken sich Vorurteile auf unsere Wahrnehmung aus?

Schließlich soll eine bewusste Wahrnehmung ermöglicht werden. Dabei können die oben genannten Faktoren, etwa Aufmerksamkeit, Konzentration, Reflexion oder Emotion eine Rolle spielen. Das Ziel der bewussten und achtsamen Wahrnehmung von Personen und Situationen in ihrem sozialen Kontext wird dadurch ermöglicht.

2.1 Soziale Wahrnehmung im Gesundheitswesen

Alle Akteure im Gesundheitswesen übernehmen eine soziale Rolle, die mit bestimmten Erwartungen verbunden ist. Diese Erwartungen sind gesellschaftlich beeinflusst und abhängig von der Aufgabe und dem Berufsstand.

Patient

Erwartungen an den Patienten werden von den Personen gestellt, die die Behandlung und Pflege übernehmen aber auch von Angehörigen und Bezugspersonen.

Daraus ergibt sich, dass der Patient nach Möglichkeit kooperativ ist und alle Anordnungen befolgt, er sollte außerdem geduldig und verständnisvoll sein. Er muss motiviert sein, möglichst schnell gesund zu werden oder möglichst wenig Unterstützung in Anspruch zu nehmen. Der Patient darf nicht zu anspruchsvoll sein. Verhaltensregeln sollten akzeptiert und berücksichtigt werden, ohne dass sie mehrfach erklärt werden müssen. Der Patient sollte außerdem sämtliche Informationen über seine Person und seine Vorgeschichte wahrheitsgemäß preisgeben.

> Wenn der Patient einzelnen Erwartungen nicht entspricht, wird schnell unterstellt, dass er unmotiviert sei und Leistungen in Anspruch nimmt, die ihm nicht zustehen. Dabei spielt es häufig keine Rolle, aus welchem Grund der Patient diese Erwartungen nicht erfüllt.

Gelegentlich erlebt man immer noch, dass unerwünschte Verhaltensweisen des Patienten mit Floskeln wie »Sie sind hier nicht im Hotel!« beantwortet werden.

Mitarbeiter

Die soziale Rolle der Personen, die im Gesundheitswesen beschäftigt sind, wird durch das Berufsbild bestimmt und ist historisch gefärbt (Abb. 2.1).

Deshalb erwarten Gesellschaft und Betroffene, dass der Arzt souverän ist und alles weiß, die Pflegekraft sollte geduldig und aufopfernd sein, die Therapeuten müssen kompetent sein und sofort zur Verfügung stehen. Erwartungen werden außerdem an organisatorische und administrative Bereiche gestellt. Wichtig ist es den Leistungsempfängern, dass eine zielgerichtete Kommunikation stattfindet, dass Behandlungsabläufe reibungslos organisiert werden und dass bei möglichst unbürokratischem Verlauf eine lückenlose Dokumentation erfolgt.

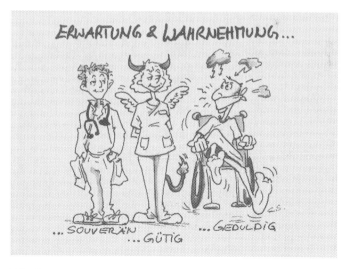

Abb. 2.1 Erwartungen

> Wenn der Mitarbeiter die in ihn gesetzten Erwartungen nicht komplett erfüllt, gilt er ebenfalls als unmotiviert, inkompetent oder überheblich. Auch hier wird die Ursache nicht berücksichtigt oder kann von Betroffenen und Gesellschaft gar nicht erkannt werden.

Durch Berichte in den Medien werden den Mitarbeitern im Extremfall sogar Versagen oder betrügerische Absichten unterstellt. Ein immer noch existierendes Vorurteil gegenüber Mitarbeitern im Gesundheitswesen ist die Feststellung »Die trinken den ganzen Tag Kaffee!«

2.2 Einflüsse auf die soziale Wahrnehmung

Um die Wahrnehmung verändern zu können, muss zunächst genauer betrachtet werden, welche Faktoren einen Einfluss auf Wahrnehmung und soziale Interaktion besitzen. Im Anschluss können diese Faktoren gezielt verändert werden.

Zusätzlich zu emotionalen Faktoren wurden verschiedene Effekte speziell untersucht. Besonders relevant für den achtsamen Umgang mit Patienten und Pflegebedürftigen sind einige psychologische Phänomene.

Effekte, die die soziale Wahrnehmung beeinflussen

– Halo-Effekt
– Pygmalion-Effekt
– Vorurteile
– Fundamentaler Attributionsfehler

Halo-Effekt

Beim Halo-Effekt, auch Hof-Effekt genannt, handelt es sich um einen Wahrnehmungseffekt, der dadurch entsteht, dass bestimmte Eigenschaften andere Wahrnehmungen »überstrahlen«. Daher kommt auch der Name Halo, der einen Lichteffekt durch Eiskristalle bezeichnet. Halo stammt vom griechischen »halos« und bezeichnet den Lichtring um Sonne oder Mond.

In der Wahrnehmungspsychologie wurde festgestellt, dass herausragende Eigenschaften einer Person, beispielsweise eine auffallende Attraktivität, dazu führen, dass die Person in ihrer Gesamtheit unter dem Aspekt der herausragenden Eigenschaft bewertet wird. Aus diesem Grund nennt man diesen Effekt auch Heiligenschein-Effekt.

So wurden beispielsweise in einem Versuch des amerikanischen Psychologen Edward Thorndike (1874–1949) im ersten Weltkrieg Soldaten von ihren Vorgesetzten bewertet. Dabei zeigte sich, dass besonders gut aussehende Soldaten in allen Bereichen viel besser beurteilt wurden als ihre Kameraden.

Dieser Wahrnehmungsfehler spielt auch eine Rolle, wenn Eigenschaften aus der sozialen Rolle einer Person abgeleitet werden. Dabei werden Rückschlüsse auf Charaktereigenschaften der Person gezogen, die auf optischen Eindrücken oder dem Wissen um die soziale Herkunft beruhen.

Herr von Dasselhof ist Gutsbesitzer und stammt aus einer angesehenen Familie. Er befindet sich stationär in einem Krankenhaus. Auf seiner Station wird ein Patient ohne festen Wohnsitz aufgenommen, für den kein Bett in einem Zimmer mehr vorhanden ist. Der Dienstarzt und die Pflegefachkraft beraten, was zu tun ist:

Dr. Peter: »Den Herrn Metzger können wir ja jetzt nicht zu Herrn von Dasselhof ins Zimmer legen.«

Die Pflegekraft Beate: »Nein, das geht gar nicht, bestimmt hat er irgendeine ansteckende Krankheit und wenn er heute Nacht unruhig wird …«

Dr. Peter: »Ja, dann schieben wir ihn besser gleich in Zimmer 738 ein.«

Sowohl der gehobene soziale Status als auch die vermeintliche Herkunft aus der Unterschicht werden ohne Begründung mit Charaktereigenschaften der Person verknüpft.

Pygmalion-Effekt

Wahrscheinlich war Pygmalion ein König und Künstler aus Zypern, der in der Antike lebte und – von den Frauen enttäuscht – eine weibliche Statue erschuf, die seinem Idealbild entsprach. Diese Statue wird von der Göttin Aphrodite zum Leben erweckt.

Der Pygmalion-Effekt oder Rosenthal-Effekt geht zurück auf die Untersuchungen des amerikanischen Psychologen Robert Rosenthal (geb. 1933) und der Schulleiterin Leonore Jacobson aus dem Jahre 1965. Diese untersuchten den Einfluss der Erwartungen auf die Bewertung und Entwicklung von Schülern zweier Grundschulklassen. Dabei wurde den Lehrern mitgeteilt, verschiedene Schüler seien überdurchschnittlich intelligent, obwohl dies nicht zutreffend war. Tatsächlich wurde nach einem Jahr festgestellt, dass die Schüler von den Lehrern nicht nur besser bewertet wurden, sondern dass sich ihr Intelligenzquotient messbar erhöht hatte. Ähnliche Versuche wurden auch mit angeblich schlauen und dummen Ratten durchgeführt.

Der Pygmalion-Effekt besagt also, dass die Einstellung und der Umgang mit einer Person abhängig sind von der Erwartung an die Person.

> Der Pygmalion-Effekt entspricht einer sich selbsterfüllenden Prophezeiung. Diese geht zurück auf den amerikanischen Soziologen Robert K. Merton (1910–2003), der verschiedene Versuche hierzu durchführte. Dabei konnte unter anderem festgestellt werden, dass auch Gerüchte einen ähnlichen Effekt verursachen können.

Dieses Phänomen lässt sich auch im Gesundheitswesen beobachten.

Pygmalion-Effekt bei Patienten

Die Erwartung, die Sie an einem Patienten haben, beeinflusst Ihr Empfinden seines tatsächlichen Verhaltens. Normalerweise bekommen Sie schon vor dem ersten Kontakt Informationen über die Person, beispielsweise durch Übergabegespräche, durch Arztbriefe und Verlegungsberichte oder durch Ankündigungen der abgebenden Klinik und Gespräche mit Angehörigen.

Dadurch wird nicht nur Ihre Beobachtung beeinflusst, sondern auch der Umgang mit dieser Person. Diese Beeinflussung hat einen direkten Effekt auf das Verhalten des Patienten.

Frau Weber wird Ihnen als besonders anspruchsvolle und wenig kooperative Patientin in der Übergabe beschrieben. Gleich nach Beginn Ihres Dienstes klingelt Frau Weber innerhalb kurzer Zeit zweimal und klagt über Beschwerden. Sie versuchen, auf ihre Beschwerden einzugehen und beruhigen sie geduldig. Beim dritten Klingeln werden Sie ungehalten. Sie weisen Frau Weber daraufhin, dass Sie noch einige andere Patienten zu betreuen haben und sie sich ab sofort nur noch im Notfall zu melden habe.

Auch das Vorhandensein einer Diagnose kann Ihre Erwartungen beeinflussen. So erwarten Sie beispielsweise beim Vorliegen eines Karzinoms, dass der Patient unter starken Schmerzen leiden müsse und seine Prognose infaust sein muss.

Frau Hering wurde 1973 wegen eines Mamma-Karzinoms behandelt. Damals wurde eine Ablation der rechten Brust durchgeführt. Inzwischen lebt Frau Hering in einem Pflegeheim. In den letzten Wochen hatte sie kaum Appetit und hat an Gewicht verloren. Aus diesem Grund wird ein Gespräch mit den Angehörigen, dem Pflegepersonal und dem Hausarzt geführt. Dabei soll die Fragestellung nach einer PEG-Anlage diskutiert werden. Mitarbeiter Thomas ist der Meinung, dass diese Maßnahme für Frau Hering eine unnötige Lebensverlängerung darstellt, da sie ja schon an Krebs erkrankt sei.

Insbesondere psychiatrische Diagnosen prägen die Erwartungshaltung an den Patienten. Auch wenn er wegen eines somatischen Leidens behandelt wird, werden Symptome der Erkrankung oftmals als psychosomatische Beschwerden eingestuft.

Frau Fieger ist an einem insulinpflichtigen Diabetes mellitus und einer bipolaren Störung erkrankt. Zuletzt war sie wegen einer manischen Phase mehrere Wochen in stationärer Behandlung. Nun ist bei ihr eine Operation wegen eines Meniskusschadens erforderlich. Postoperativ ist Frau Fieger zunehmend aufgeregt und unruhig, da sie ihr Insulin noch nicht bekommen hat. Sie weist auf diese Tatsache mehrfach hin, wird dabei von Mal zu Mal lauter und ungehaltener, sodass sie notfallmäßig auf eine geschlossene psychiatrische Station verlegt wird. Dort wird eine Blutzuckerentgleisung diagnostiziert.

Pygmalion-Effekt bei Mitarbeitern

Auch bei Mitarbeitern im Gesundheitswesen lässt sich der Pygmalion-Effekt beobachten. Insbesondere neue Kollegen beurteilt man nach den Informationen, die schon vorab an die neue Arbeitsstelle übermittelt wurden. Dabei handelt es sich meist um Informationen aus Arbeitszeugnissen oder aus dem Vorstellungsgespräch.

Frau Akcay arbeitet seit wenigen Tagen in Ihrer Arztpraxis. Aus dem Arbeitszeugnis des vorherigen Arbeitgebers wissen Sie, dass Ihre neue Mitarbeiterin ein besonderes Organisationstalent besitzt. Sie möchten sie deshalb vorwiegend mit administrativen Tätigkeiten beschäftigen. Schon nach kurzer Zeit übergeben Sie ihr verantwortungsvolle Tätigkeiten in den Bereichen Material-bestellung und Abrechnung. Frau Akcay kann diese Aufgaben zu Ihrer vollsten Zufriedenheit erfüllen.

In ähnlicher Weise werden negative Erwartungen dazu führen, dass neue Mitarbeiter besonders misstrauisch und kritisch beobachtet werden und kleine Fehler sofort wahr-genommen und bewertet werden. In diesem Fall kann der neue Mitarbeiter so verunsichert werden, dass ihm Fehler unterlaufen, die normalerweise nicht passiert wären.

Vorurteile

Ein ähnliches Problem ist der Umgang mit Vor-urteilen. Diese müssen nicht zwingend negativ sein, man beobachtet beispielsweise positive Vorurteile bei Verliebten oder in der Form des Nationalstolzes.

Gesellschaftliche Vorurteile

Gesellschaftliche Vorurteile betreffen bestimmte Personen-gruppen, religiöse oder ethnische Gruppen, Berufsbilder, Nationalitäten oder Altersgruppen und werden nur bedingt hinterfragt.

Beispiele für gesellschaftliche Vorurteile

- Moslems sind Terroristen
- Politiker sind Lügner
- Porschefahrer sind Angeber
- Blondinen sind dumm
- Schwaben sind sparsam
- Frauen können nicht einparken
- Kinder sind unerzogen
- Polen klauen Autos
- Bürgergeld-Empfänger sind faul
- Ärzte sind Abrechnungsbetrüger

Jeder Mensch wird durch Vorurteile unbewusst beeinflusst, auch dann, wenn er versucht, diese bewusst zu ignorieren.

Persönliche Vorurteile

Persönliche Vorurteile werden durch gesellschaftliche Normen geprägt, unterliegen jedoch vor allem der eigenen Erfahrung.

Herr Ghadanfar ist in Syrien geboren und arbeitet als Pflegehelfer seit 7 Jahren in einem Pflegeheim. Frau Möller, die seit 3 Wochen in der Einrichtung wohnt, fühlt sich in seiner Gegenwart unwohl und reagiert auf Kontaktaufnahmen durch Herrn Ghadanfar ablehnend und unwirsch. Der Mitarbeiter empfindet dieses Verhalten als verletzend und spricht mit seinen Kollegen darüber. Im Team ist die allgemeine Meinung, dass Frau Möller den Mitarbeiter ablehne, weil er Ausländer ist und dies auch durch seine Hautfarbe sofort sichtbar ist. Herr Ghadanfar ist jedoch der Meinung, dass er sich der Bewohnerin gegenüber immer höflich und zuvorkommend verhalten hat und möchte ihre Ablehnung nicht einfach hinnehmen. Er spricht Frau Möller direkt an. Diese beginnt zu weinen und verweist ihn an ihre Tochter, da sie darüber nicht sprechen möchte. Die Tochter berichtet später, dass Frau Möller in Pommern geboren wurde und im Krieg auf der Flucht traumatisierende Erfahrungen gemacht habe. Sie sei von einem russischen Soldaten vergewaltigt worden, der von seinen Kameraden Sascha gerufen wurde. Der Vorname von Herrn Ghadanfar ist ebenfalls Sascha, was auf seinem Namensschild auch steht.

Wichtig ist es in diesem Zusammenhang, sich eigene Vorurteile bewusst zu machen. Nur dann kann eine möglichst vorurteilsfreie Beziehung zu anderen Menschen aufgebaut werden.

Fundamentaler Attributionsfehler

Der Begriff Attribution, die Ursachenzuschreibung, beschreibt die Suche nach einer Ursache für eine bestimmte Wahrnehmung. In der Attributionstheorie nach Fritz Heider (1896–1988) wurde untersucht, welche Erklärungen Menschen für ihr eigenes Verhalten oder für das Verhalten anderer suchen. Normalerweise werden innere Veranlagungen oder äußere Situationen als Ursache vermutet.

In verschiedenen Studien wurde festgestellt, dass diese Ursachenzuschreibungen korrekt sein können, allerdings besteht die Möglichkeit, den fundamentalen Attributionsfehlern zu unterliegen.

Dies bedeutet, dass die Ursachenzuschreibung fehlerhaft ist, weil sie nur aus einem Blickwinkel erfolgt. Die Attribution des Verhaltens anderer Menschen wird beispielsweise verfälscht, wenn man aus einer Situation heraus auf die Charaktereigenschaften einer Person schließt.

Herr Becker wird als Notfall im Krankenhaus aufgenommen. In der Ambulanz leidet er unter starken Schmerzen und wird als wortkarg und zurückhaltend empfunden. Die Mitarbeiter schätzen den Patienten deshalb als schüchtern und still ein. In seinem Kegelclub gilt Herr Becker jedoch als lebhaft, er ist als Vorsitzender der Wortführer und hat zu allem etwas zu sagen.

Der fundamentale Attributionsfehler bewirkt, dass Menschen nicht in ihrer sozialen Rolle wahrgenommen werden. Eine Einschätzung aus der Situation heraus führt zu einer fehlerhaften Zuschreibung. Diese Zuschreibung ist zwar veränderbar, führt jedoch zu Reaktionen auf die fehlerhafte Attribution.

Frau Menges lebt seit zwei Monaten in einer Pflegeeinrichtung. Sie wird von den Mitarbeitern als fordernd und dominant empfunden. Ihre Wünsche und Bedürfnisse äußert sie mit Nachdruck und ungeduldig. Die Mitarbeiter reagieren ablehnend auf diese Verhaltensweise und meiden den Kontakt zu Frau Menges. Dadurch kommt es in der Pflege und Betreuung der alten Dame immer wieder zu Nachlässigkeiten, die die Angehörigen bemängeln.

Zur Klärung der Situation wird ein Gespräch mit der Familie und der Wohnbereichsleitung vereinbart. Die jüngste Tochter, die ihre Mutter immer als ausgesprochen liebevoll und ausgeglichen erlebt hat, wird mit dem Verhalten der Mutter aus Sicht der Mitarbeiter konfrontiert. Die Wohnbereichsleitung erläutert, wie »böse« und tyrannisch die Mutter sich verhält, und vermutet, dass die Ursache in einer Verbitterung nach der Heimaufnahme zu finden ist.

Die Tochter wiederum schließt aus den Schilderungen, dass die Mitarbeiter etwas gegen ihre Mutter haben, sie deshalb nicht adäquat versorgen und vermutet, dass die mangelnde Intelligenz und Höflichkeit der Wohnbereichsleitung dafür verursachend ist.

Aus diesen fundamentalen Attributionsfehlern kann ein dauerhafter Konflikt zwischen den Beteiligten entstehen.

2.3   Soziale Wahrnehmung fördern

Ähnlich, wie im privaten Alltag, ist es im Berufsleben wichtig, die eigene Aufmerksamkeit und Wahrnehmung gelegentlich zu hinterfragen. Jeder Mitarbeiter wird feststellen, dass bestimmte Bereiche seiner Wahrnehmung in einzelnen Situationen nicht ausreichend waren.

Diese Bereiche werden nun separat betrachtet, um Beispiele und Übungen zu beschreiben, die dazu beitragen, Teilbereiche der Wahrnehmung gezielt zu fördern.

> Eventuell haben Sie das Gefühl, dass einzelne Teilbereiche für Sie gar kein Problem darstellen, wenn Sie jedoch berücksichtigen, dass in fast allen Institutionen des Gesundheitswesen unter enormem Zeitdruck gearbeitet wird, können die Ergebnisse schnell variieren.

Aufmerksamkeit schärfen

Die Aufmerksamkeit ist in erheblichem Maße abhängig von der Tageszeit und leidet deshalb besonders, wenn im Schichtbetrieb gearbeitet wird.

Nadine war heute im Nachtdienst tätig. Da sie wegen ihrer beiden Kinder vor der Arbeit nur wenig und nicht besonders tief geschlafen hat, ist sie am Morgen nach der Übergabe erschöpft und müde. Nun muss sie mit dem Auto nach Hause fahren. Schon in Stadtverkehr bemerkt sie, dass sie unaufmerksam ist im Straßenverkehr, öffnet das Fenster und stellt das Radio lauter. Als sie auf der Umgehungsstraße immer geradeaus fährt, merkt sie, dass ihre Augen für Sekunden zufallen.

Selbstverständlich ist der Grad der Aufmerksamkeit auch davon abhängig, wie interessant etwas ist und wie intensiv man mit anderen Gedanken beschäftigt ist.

Dr. Schwarz ist seit 16 Jahren der Hausarzt von Frau Aumüller, die seit zwei Jahren in einem Pflegeheim lebt. Jeden Montag zwischen 12 und 13 Uhr macht der Arzt Hausbesuche in der Einrichtung und schaut auch bei der alten Dame vorbei. Die Gespräche mit Frau Aumüller verlaufen seit Jahren nach dem gleichen Schema: Sie berichtet, wie schlecht es ihr gehe, wie einsam sie sei und dass sich von der Familie niemand um sie kümmere. Dr. Schwarz hatte vor dem Hausbesuch einen Patienten untersucht, von dem er vermutet, dass dieser in Kürze versterben wird und ist gedanklich noch damit beschäftigt. Als nun Frau Aumüller ihm die üblichen Beschwerden schildert, hört er nur mit halbem Ohr zu.

Die Aufmerksamkeit kann gezielt trainiert werden. Hilfreich sind die beiden folgenden Übungen, die zum einen die Aufmerksamkeit und Konzentration allgemein und zum anderen die Aufmerksamkeit in der Kommunikation verbessern.

Übung: Malen mit Musik
Trainiert die Aufmerksamkeit
Hilfsmittel: Papier, Farbe, Musik
Dauer: 45 bis 60 min

> ☻ **Malen mit Musik**
>
> Nehmen Sie sich etwa eine Stunde Zeit, wählen eine Musik, die sie gerne mögen, legen Sie Leinwand oder Papier, Stifte, Farben und Pinsel bereit und malen Sie einfach darauf los. Auch wenn Sie diese Übung vielleicht eigenartig oder lächerlich finden, seien Sie bereit, ungewöhnliche Dinge zu tun.

Die Auswahl der Musik sollte Ihrer aktuellen Stimmung entsprechen: Wenn Sie sich angespannt und überlastet fühlen, wählen Sie eine entspannende, ruhige Musik, wenn Sie erschöpft sind eine anregende, heitere Musik. Sind Sie ärgerlich und wütend, kann die Musik auch sehr laut und aggressiv sein. Wie gefällt Ihnen das Resultat?

Übung: Observation
Trainiert die Aufmerksamkeit
Hilfsmittel: keine
Dauer: 10 bis 15 min

☻ **Observation**

Das gezielte Beobachten kann Ihre Aufmerksamkeit verbessern. Um das Beobachten zu üben, können Sie sich einen Gegenstand oder ein Lebewesen aussuchen, das Sie nicht aus den Augen lassen, beispielsweise ein vorbeifliegender Vogel, eine Pflanze oder einen Gegenstand in Ihrer Nähe.

Mehr Spaß macht das Beobachten noch, wenn Sie sich vorstellen, Sie wären ein Detektiv, der eine verdächtige Person oder ein Gebäude beobachtet. Die folgende Übung zur Verbesserung der Aufmerksamkeit können Sie in jedem Alltagsgespräch durchführen, selbstverständlich ist sie auch für Gespräche mit Patienten geeignet.

Übung: Aktiv Zuhören
Trainiert die Aufmerksamkeit
Hilfsmittel: eine Person
Dauer: 15 bis 30 min

☻ **Aktiv Zuhören**

Versuchen Sie im Gespräch die Inhalte Ihres Gesprächspartners aufzugreifen und wiederzugeben, in dem Sie diese mit Ihren eigenen Worten wiederholen. Dadurch verstärken Sie die Aufmerksamkeit auf die Gesprächsinhalte.

Möglicherweise wird auch der Gesprächsverlauf durch das aktive Zuhören beeinflusst, weil Ihr Gesprächspartner sich ernst genommen und verstanden fühlt.

Betrachten wir den Hausbesuch von Dr. Schwarz bei Frau Aumüller:

Dr. Schwarz: »Guten Tag, Frau Aumüller, wie geht es Ihnen?«

Fr. Aumüller: »Ach Herr Doktor, es geht mir gar nicht gut.«

Dr. Schwarz: »Sie fühlen sich nicht wohl?«

Fr. Aumüller: »Nein, ich bin eben sehr einsam hier und von meiner Familie bekomme ich auch kaum einen zu Gesicht, meine Kinder sind eben sehr beschäftigt.«

Dr. Schwarz: »Ihre Kinder kommen nicht sehr oft, darüber sind sie traurig. Wie oft sehen Sie ihre Tochter denn?«

Fr. Aumüller: »Jeden Mittwoch kommt sie. Aber sie hat immer nur zwei Stunden Zeit, dann muss sie schon wieder weg. Und mein Sohn kommt immer am Sonntag, manchmal bringt er auch seine Tochter mit.«

Dr. Schwarz: »Ihre Enkeltochter.«

Fr. Aumüller: »Ja, meine Enkelin, die ist jetzt in die Schule gekommen und es gefällt ihr ganz gut. Wenn meine Enkelin mitkommt, freue ich mich immer besonders. Dann ist hier mal Leben in der Bude.« Frau Aumüller lächelt »Ach wissen sie Herr Doktor, eigentlich habe ich ja Glück, die Kinder von Frau Frieß hier (deutet auf ihre Zimmernachbarin) wohnen ja so weit weg, die können immer nur dreimal im Jahr kommen.«

Dr. Schwarz: »Ja, da haben Sie recht.«

In diesem Fall wurde der Gesprächsverlauf durch das aktive Zuhören verändert, da die Gesprächspartnerin bemerkte, dass der Arzt Ihr seine volle Aufmerksamkeit schenkt. Dies ist jedoch nicht zwingend der Fall.

Konzentration steigern

Um eine Arbeit über einen längeren Zeitraum mit voller Aufmerksamkeit durchführen zu können, benötigt man Konzentration. Im Alltagsleben und im Berufsalltag kann man an sich selbst Phasen von eingeschränkter Konzentration beobachten. Um dies zu vermeiden, können Sie Ihre Konzentration gezielt steigern.

Einfache Konzentrationsübungen, etwa Sudoku, Memory, Puzzle oder Kreuzworträtsel, sind bekannt und werden auch zum Zeitvertreib durchgeführt. Eine bessere Steigerung der Konzentration erreicht man durch Übungen, bei denen ungewohnte Tätigkeiten ausgeübt werden. Dadurch wird das ZNS »herausgefordert« und man konzentriert sich vollständig auf die Übung.

Eine Vielzahl von Übungen können Sie ausprobieren, um Ihre Konzentration zu steigern. Sie werden feststellen, dass Konzentrationsübungen richtig Spaß machen.

Übung zur Konzentration
Trainiert die Konzentration
Hilfsmittel: keine
Dauer: einige Minuten

☺ **Konzentrationsübungen**
- Balancieren
- Zähneputzen auf einem Bein
- Eine Schulter nach vorne und die andere gleichzeitig nach hinten rotieren
- Jonglieren
- Mit einer Hand auf dem Bauch kreisen, mit der anderen auf den Kopf klopfen

Übung: Löffelsprache
Trainiert die Konzentration
Hilfsmittel: keine
Dauer: variabel

☺ **Löffelsprache**

Unterhalten Sie sich mit einer Person in der Löffelsprache: Dabei wird hinter jeden Vokal die Silbe -lewa/-e/-i/-o/-u angehängt. So wird beispielsweise aus
Das ist ein schönes Haus
Da-lewa-s i-lewi-st ei-lewei-n schö-lewö-ne-lewe-s Hau-lewau-s.

Übung: Konzentriertes Hören
Trainiert die Konzentration
Hilfsmittel: Radio
Dauer: variabel

☺ **Konzentriertes Hören**

Stellen Sie das Radio ganz leise und versuchen Sie zu verstehen, was der Nachrichtensprecher sagt.

Übung: Zeitungsübungen
Trainiert die Konzentration
Hilfsmittel: Zeitung
Dauer: variabel

☺ **Zeitungsübungen**

Nehmen Sie eine beliebige Zeitung und suchen Sie auf einer Seite immer nach einem bestimmten Buchstaben. Eine weitere Zeitungsübung ist das »Rückwärts-Vorlesen« eines Artikels.

Übung: Stopp
Trainiert die Konzentration
Hilfsmittel: keine
Dauer: Sekunden

☻ **Stopp**

Diese Übung können Sie sowohl im Alltag als auch im Beruf einsetzen. Wenn Sie eine Aufgabe durchführen und unter Konzentrationsschwierigkeiten leiden, rufen Sie sich selbst laut oder leise »Stopp« zu, wenn Sie bemerken, dass Ihre Konzentration durch störende Gedanken beeinträchtigt wird.

Sie können dabei vor Ihrem inneren Auge auch an ein Stoppschild denken.

Übung: Fokus
Trainiert die Konzentration
Hilfsmittel: keine
Dauer: einige Minuten

☻ **Fokus**

Das Fokussieren eines Objekts fördert ebenfalls die Konzentration. Suchen Sie sich ein beliebiges Objekt aus, etwa einen Gegenstand in Ihrer Umgebung oder den Sekundenzeiger einer Uhr, und versuchen Sie, dieses Objekt solange wie möglich konzentriert anzuschauen.

Messen Sie die Zeitspanne, die Sie durchhalten können, ohne dass Ihre Gedanken abschweifen. Je häufiger Sie die Übung wiederholen, desto besser wird das Ergebnis.

Übung: Pause
Trainiert die Konzentration
Hilfsmittel: keine
Dauer: 10 min

😌 **Pause**

Auch wenn Sie keine Konzentrationsprobleme haben, können Sie beobachten, dass Ihre Konzentration nach einer Phase des konzentrierten Arbeitens nachlässt. Dies ist der Zeitpunkt für eine Pause. Gönnen Sie sich im Bedarfsfall eine Pause und gestalten Sie diese so, dass sie tatsächlich zur Erholung beiträgt.

Entspannung ist für Ihre Konzentration wichtig (Kap. 3). Überlegen Sie sich vorab, wo Sie Ihre Pause verbringen möchten, was Sie in dieser Zeit tun möchten und wie lange die Pause sein soll. Genießen Sie Ihre Pause!

Bewusst reflektieren

Die Fähigkeit, Ereignisse und Gespräche bewusst zu reflektieren, ist hilfreich, um einen achtsamen Umgang mit anderen Menschen zu erreichen.

Vielleicht kennen Sie die Situation, dass bestimmte Gedanken immer wieder in Ihrem Kopf auftauchen und Sie sich dann intensiv damit beschäftigen. Auf diese Weise können Sie positive und negative Erfahrungen verarbeiten. Gelegentlich ist es jedoch so, dass man im Verlauf eines Tages das Gefühl hat, unzufrieden zu sein, ohne dass man genau sagen könnte, warum. Man hat dann das Gefühl: »Heute geht alles schief, nichts funktioniert.« In solchen Fällen ist es sinnvoll, die tatsächliche Ursache genauer zu ergründen. Verwenden Sie dazu das bunte Tagebuch.

Übung: Buntes Tagebuch
Trainiert die Reflexion
Hilfsmittel: Heft, 3 Stifte
Dauer: 10 min pro Tag

> ☻ **Buntes Tagebuch**
>
> In einem Heft oder einem richtigen Tagebuch notieren Sie konsequent jeden Abend, was sich im Tagesverlauf ereignet hat. Verwenden Sie dabei drei verschiedene Farben.

– Mit dem blauen Stift schreiben Sie auf, was Ihnen spontan in den Kopf kommt.

Der blaue Stift ist neutral.

– Mit dem roten Stift schreiben Sie Dinge, die Sie besonders belastet haben, die unangenehm und ärgerlich waren.

Der rote Stift ist negativ.

– Für erfreuliche, angenehme Dinge verwenden Sie einen grünen Stift.

Der grüne Stift ist positiv.

Nach vier Wochen lesen Sie die Aufzeichnungen noch einmal. Lesen Sie zunächst alle blauen Einträge: Haben sich in dieser Zeit Dinge ereignet, die für Sie jetzt noch eine Bedeutung haben?

Lesen Sie im Anschluss die roten Einträge: Sind Ihnen die negativen Aspekte dieser Ereignisse jetzt noch nachvollziehbar? Empfinden Sie die Situationen als genauso gravierend wie damals? Ärgern Sie sich jetzt noch, wenn Sie dies lesen?

Zum Schluss kommen alle grünen Einträge: Können Sie sich heute noch über diese Ereignisse freuen? Ist das angenehme Gefühl noch so präsent wie damals? Gelingt es Ihnen, das positive Gefühl der grünen Einträge als Quintessenz der letzten Wochen mitzunehmen?

Tab. 2.1 Ereignisse der Woche

	Mon-tag	Diens-tag	Mitt-woch	Don-nerstag	Frei-tag	Sams-tag	Sonn-tag
Neutral							
Negativ							
Positiv							
[Wochenprotokoll]							

Alternativ können Sie auch eine Tabelle (Tab. 2.1) verwenden, in die Sie die Ereignisse eintragen.

Bewusst Reflektieren beinhaltet auch die bewusste Informationsselektion aus Gesprächen und Erlebnissen des Tages.

– **Übung:** Signalwort
– **Trainiert die** Reflexion
– **Hilfsmittel:** keine
– **Dauer:** wenige Minuten

> ☺ **Signalwort**
>
> Signalwörter sind hilfreich, wenn man Informationen bewusst machen möchte. Wenn Sie das Gespräch von Dr. Schwarz und Frau Aumüller in einem kurzen Satz zusammenfassen müssten, könnten Sie formulieren: Frau Aumüller ist einsam.

Der Begriff »Einsamkeit« wäre in diesem Fall ein Signalwort für das gesamte Gespräch, den Sie als wichtigste Information herausfiltern. Dieses Signalwort kann in Folgegesprächen als Gedächtnisstütze dienen oder auch als Anknüpfpunkt.

Dr. Schwarz kommt zum nächsten Hausbesuch zu Frau Aumüller. Er erkundigt sich bei der anwesenden Pflegekraft Olga, ob sie auch den Eindruck habe, dass Frau Aumüller sich einsam fühle.

Olga antwortet, dass dies schon mehrfach im Team besprochen wurde und man Frau Aumüller bereits etliche Beschäftigungsmöglichkeiten angeboten habe, etwa Singkreis, Spielrunde oder Gymnastik. Sie habe aber alles abgelehnt. Außerdem sei sie ja nicht alleine im Zimmer, mit Frau Frieß würde sie sich sehr gut verstehen.

Dr. Schwarz fühlt sich zunächst bestätigt in der Annahme, dass Frau Aumüller vor allem unter der Einsamkeit leidet, trotzdem ist er mit dem Ergebnis nicht zufrieden. Er spricht nun mit Frau Aumüller direkt.

Dr. Schwarz: »Guten Tag, Frau Aumüller, wie geht es heute?«

Fr. Aumüller: »Ach Herr Doktor, Sie wissen doch, dass es mir schlecht geht.«

Dr. Schwarz: »Ja, Sie sagten ja letztes Mal auch, dass Sie sich hier so einsam fühlen.«

Fr. Aumüller: »Das stimmt, die Zeit vergeht dann sehr langsam.« Dr. Schwarz: »Können Sie sich denn mit Frau Frieß ein bisschen unterhalten?«

Fr. Aumüller: »Naja, kaum, sie ist ja geistig nicht mehr ganz auf der Höhe.«

Dr. Schwarz: »Und die Beschäftigungsangebote hier im Haus?«

Fr. Aumüller: »Ach je, Herr Doktor, mein ganzes Leben habe ich nicht ›Mensch ärgere Dich nicht‹ gespielt, dazu hatte ich gar keine Zeit. Wir hatten ja so viel Arbeit, mein Mann und ich. Wir hatten ja Landwirtschaft und die Kinder und den Haushalt und abends habe ich noch genäht. Ja, da war immer etwas zu tun.«

Dr. Schwarz: »Und das fehlt Ihnen jetzt.«

Fr. Aumüller: »Doch, das fehlt mir sehr.«

Wenn Sie Signalwörter für Ereignisse und Gespräche gefunden haben, ist es außerdem wichtig zu überlegen, welche Aussage sich hinter der Information verbirgt.

Übung: Filter
Trainiert die Reflexion
Hilfsmittel: keine
Dauer: wenige Minuten

☻ **Filter**

Dabei analysieren Sie Situationen und Gespräche so, als würden Sie sie durch einen Kaffeefilter laufen lassen. Welche Kernaussagen bleiben übrig und was bedeuten diese? Im nächsten Schritt analysieren Sie Ihre eigenen Reaktionen.

Beispiele

- Ich habe das nicht (so) wahrgenommen – Filter: Ich kann/will das nicht mehr sehen
- Ich will das nicht wahrhaben – Filter: Ich halte das nicht mehr aus
- Ich kann das nicht zulassen – Filter: Ich schaffe es nicht (mehr)
- Ich will das nicht machen oder ich habe es nicht gemacht – Filter: Ich kann das nicht, es ekelt mich

Bedenken Sie dabei, welche der oben beschriebenen Effekte oder Vorurteile Ihr Verhalten beeinflusst haben.

Adaptation vermeiden

Auch wenn Sie durchaus bewusst und mit voller Konzentration und Aufmerksamkeit Ihren Arbeitstag bewältigt haben, können Sie Adaptationen, also eine Reduktion der Sinneswahrnehmung durch Gewöhnung, kaum vermeiden. Es ist deshalb von Vorteil, immer wieder darauf zu achten, inwieweit Adaptationen Ihren Berufsalltag bestimmen. Eine einfache Übung hierfür ist der Vogelflug.

Übung: Vogelflug
Trainiert die Beobachtung
Hilfsmittel: keine
Dauer: variabel

☻ **Vogelflug**

Stellen Sie sich vor, Sie könnten wie ein Vogel fliegen. Sie begleiten sich heute selbst als fliegender Vogel zur Arbeit und schweben permanent über Ihrem Kopf. Sie beobachten sich selbst und Ihre alltägliche Arbeitsumgebung nun aus einer anderen Perspektive.

Vogelperspektive

— Was sehen Sie von da oben?
— Wie gefällt es Ihnen?
— Würden Sie alles wieder genauso machen?

Einstellung und Haltung realisieren

Entscheidend für das Ergebnis Ihrer Beobachtung ist die eigene Haltung gegenüber Patienten, Angehörigen und Kollegen. Um die eigene Haltung besser reflektieren zu können, ist es sinnvoll, sich die folgenden Fragen zu beantworten.

Fragen zur eigenen Einstellung

— Welchen Wert besitzt für mich ein Mensch oder das Leben?
— Welche Einstellung habe ich gegenüber Alter und Krankheit?

– Gibt es in meinem privaten Umfeld Personen mit Erkrankungen?
– Fürchte ich mich davor, selbst zu erkranken?
– Kann ich offen auf andere Menschen zugehen?
– Kann ich im Kontakt mit anderen Respekt und Wertschätzung empfinden?
– Bin ich bereit, mit den Betroffenen eine Beziehung aufzunehmen?
– Kann ich auch über schwierige oder peinliche Themen sprechen?
– Kann ich aktiv zuhören?

Die innere Haltung ist normalerweise unbewusst und kann durch die Beantwortung der vorangegangenen Fragen besser wahrgenommen werden. Darüber hinaus sollte man versuchen, sich immer wieder in andere Personen hineinzuversetzen und zu überlegen, wie man sich selbst an ihrer Stelle fühlen würde.

> Bedenken Sie, dass Ihre Einstellung zu anderen Menschen geprägt wird durch Ihren Charakter, durch Erziehung und Erfahrung.

Emotionen erkennen

Im Gesundheitswesen ist es besonders wichtig, die eigenen Gefühle wahrzunehmen. Vor allem Sympathie und Antipathie, aber auch Ekel und Ablehnung sind Gefühle, die die Wertschätzung des Patienten beeinflussen. In diesem Zusammenhang stellt sich natürlich die Frage, ob es legitim ist, Patienten »zu mögen« und andere »nicht leiden zu können«.

Bedenken Sie dabei, dass es auch in anderen Berufen Gefühle von Sympathie und Antipathie gibt, die sich auf den Umgang auswirken, beispielsweise zwischen Lehrern und Schülern oder dem Chef und den Angestellten. Dadurch können Machtmissbrauch und Frustrationen entstehen, von denen man sagen würde, dass sie nicht zulässig sind.

Andererseits ist es auch sehr schwierig, Gefühle einfach abzustellen. Der erste Schritt für einen angemessenen Umgang in Gesundheitsberufen ist die Wahrnehmung der eigenen Gefühle.

Frau Berger arbeitet in einer internistischen Facharztpraxis als medizinische Fachangestellte. In dieser Praxis wird seit Jahren das Ehepaar Steinmetz betreut. Beide kommen regelmäßig, da sie einige Erkrankungen haben. Frau Berger findet Frau Steinmetz schon immer sympathisch, an Herrn Steinmetz hingegen stört sie seine überhebliche Art. Insgeheim bedauert sie Frau Steinmetz sogar, dass sie einen so unsympathischen Mann geheiratet hat. Frau Berger stellt nun fest, dass sie sofort einen Termin vergibt, wenn Frau Steinmetz darum bittet, und bei Terminanfragen von Herrn Steinmetz sehr zögerlich reagiert.

Im zweiten Schritt sollte man versuchen, diese Gefühle so unter Kontrolle zu haben, dass sie das eigene Verhalten nicht beeinträchtigen.

Herr Weimar wird seit vier Wochen in einer Universitätsklinik behandelt. Der Patient hat ein langjähriges Alkoholproblem und war wegen des Missbrauchs seiner beiden Kinder inhaftiert gewesen. Die Mitarbeiter der Station haben alle ein unangenehmes Gefühl, wenn sie das Zimmer von Herrn Weimar betreten. Nach wenigen Tagen wird der Patient von allen Mitarbeitern gemieden. Schließlich wird Herr Weimar in ein anderes Krankenhaus verlegt. Dort fällt auf, dass Herr Weimar äußerst ungepflegt erscheint. Darüber wundert sich das Team und erkundigt sich in der verlegenden Klinik nach der Ursache, da man vermutet, der Patient würde die Körperpflege verweigern. Es wird jedoch mitgeteilt, dass Herr Weimar in den vergangenen drei Wochen von den Mitarbeitern nicht gepflegt wurde, weil keiner »ihn leiden könne«.

Außerdem ist es notwendig, sich bewusst zu machen, dass durch die Ausübung eines Gesundheitsberufes gewisse Erwartungen an die soziale Rolle gestellt werden. Diese Rollenerwartungen zu erkennen, trägt dazu bei, emotionale Aspekte verstärkt zu berücksichtigen. Bedenken Sie zunächst, welche sozialen Rollen der Patient oder seine Angehörigen mit Ihrem Beruf verknüpfen.

Larissa Knopfler ist 15 Jahre alt. Da sie unter der Trennung ihrer Eltern sehr gelitten hat und deshalb in der Schule nicht mehr zurechtkam, hat sie vor einigen Monaten vom Gymnasium auf die Realschule gewechselt. In der neuen Schule fühlt sie sich jedoch auch nicht besonders wohl, zu den neuen Mitschülern hat sie keinen Kontakt und ihre Leistungen sind mangelhaft. Larissa ist verzweifelt, sodass sie eines Tages beschließt, sich zu erhängen. Mit einem mitgebrachten Gürtel möchte sie sich im 4. Stock des Schulgebäudes strangulieren. Der Gürtel reißt jedoch und Larissa stürzt durch das Treppenhaus bis in das Erdgeschoss. Dabei zieht sie sich schwere Kopfverletzungen zu und wird in einer neurochirurgischen Intensivstation behandelt. Auf dieser Station arbeitet Herr Aydin, der ebenfalls eine Tochter in Larissas Alter hat. Herr Aydin entwickelt väterliche Gefühle für die Patientin und spricht mit ihr in einer Sprache, die er auch zuhause bei seiner Tochter verwendet. Dadurch entsteht ein Verhältnis zwischen Larissa und Herrn Aydin, das einem Vater-Tochter-Verhältnis ähnelt.

Emotionen und Rollenverhalten werden geprägt durch die Charaktereigenschaften der Beteiligten.

Wenn Sie Ihre eigenen Charaktereigenschaften beschreiben müssten, können Sie daraus Ihr Verhalten ableiten und so einen bewussteren Umgang erreichen. Allerdings ist es schwierig, die eigenen Eigenschaften realistisch zu formulieren. Die folgende Übung kann die Wahrnehmung Ihrer eigenen Person erleichtern.

Unterteilen Sie Ihre Charaktereigenschaften in positive und negative Anteile. Sie können dafür eine Tabelle verwenden, oder ein Mind-Map erstellen. Beantworten Sie nun folgende Fragen.

Übung: Stärken
Trainiert die Haltung
Hilfsmittel: Papier, Stift
Dauer: wenige Minuten

> ☻ **Stärken**
>
> – Ich bin besonders... z. B. geduldig, aufgeschlossen, verständnisvoll
> – Ich kann gut... z. B. zuhören, trösten, analysieren
> – Ich arbeite... z. B. zuverlässig, gründlich, schnell

Übung: Schwächen
Trainiert die Haltung
Hilfsmittel: Papier, Stift
Dauer: wenige Minuten

> ☻ **Schwächen**
>
> – Ich bin besonders... z. B. launisch, schnell beleidigt, stressanfällig
> – Ich kann schlecht oder gar nicht... z. B. warten, Gespräche beenden, organisieren
> – Ich arbeite... z. B. oberflächlich, lustlos, unkonzentriert

Tab. 2.2 Charakter

	Stärken	Schwächen
Ich bin besonders…		
Ich kann…		
Ich arbeite…		
[Stärken und Schwächen überprüfen]		

Wenn Sie Ihre Tabelle (Tab. 2.2) oder Ihr Mind-Map erstellt haben, können Sie einzelne Eigenschaften herausgreifen und diese bearbeiten. Überlegen Sie jeden Sonntagabend, welche Eigenschaft Sie sich für die kommende Woche aussuchen.

Überlegen Sie dabei auch, worauf diese Eigenschaften beruhen: Handelt es sich um angeborene Persönlichkeitsmerkmale oder erworbene Eigenschaften durch Sozialisation, also Ergebnisse der Einflüsse von Umweltbedingungen, Erziehungseinflüsse, Identitätsfindung und Selbstverwirklichung?

Inwieweit können Sie diese Persönlichkeitsmerkmale überhaupt beeinflussen? Wählen Sie eine Methode, Ihre Charaktereigenschaften zu verändern, beispielsweise regelmäßiges Üben oder das Erlernen anderer Persönlichkeitsmerkmale.

Ethische Faktoren wahrnehmen

Es ist besonders wichtig für die Verbesserung der Achtsamkeit, den ethischen Hintergrund Ihres Tuns zu hinterfragen. Der Einfluss einer ethischen Grundhaltung ist besonders in Gesundheitsberufen enorm, da alle Fragestellungen, die sich mit dem Leben und Sterben, mit Krankheit und Hilfsbedürftigkeit oder mit Einschränkungen und Behinderung beschäftigen, durch diese ethische Grundeinstellung beeinflusst werden.

Moralisch-ethische Fragestellungen können kurzfristig auftreten und dann sofortige Entscheidungen verlangen, beispielsweise bei erforderlichen Reanimationen oder Krankenhauseinweisungen.

> Wenn absehbar ist, dass eine solche Problematik auftauchen könnte, ist es sinnvoll vorab eine ethische Fallbesprechung (Kap. 9) mit allen Beteiligten durchzuführen und die Ergebnisse auch schriftlich festzuhalten.

Um ethische Fragen so beantworten zu können, dass die Antwort hinterher auch tatsächlich mit dem eigenen Gewissen vereinbar ist, können die Hintergründe des ethischen Empfindens genauer angesehen werden. In der folgenden Übung finden Sie Anregungen hierfür.

Übung: Wer bin ich?
Trainiert die Haltung
Hilfsmittel: keine
Dauer: 20 bis 30 min

> ☻ **Wer bin ich?**
> Überlegen Sie, welche ethischen Werte und Normen Sie durch Erziehung, gesellschaftliche Einflüsse, religiöse Werte, Sozialisation und persönliche Erfahrungen entwickelt haben. Notieren Sie dazu die Antwort auf folgende Fragen, die Ihnen dabei helfen können, festzustellen, wer Sie eigentlich sind.

Folgende Fragen können Sie sich stellen

– Was haben meine Eltern mir vermittelt?
– Welchen Einfluss hatten meine Großeltern?
– Wie war/ist das Verhältnis zu meinen Geschwistern?

- Wie hat es mir im Kindergarten gefallen?
- Wer war mein erster Freund bzw. meine erste Freundin?
- An welchen Lehrer denke ich spontan, wenn ich über meine (Grund-)Schulzeit nachdenke?
- Welche Hobbies hatte ich früher?
- Zu welchen Jugendfreunden habe ich heute noch Kontakt?
- Wann war ich das erste Mal richtig verliebt?
- Wer ist für mich die wichtigste Person? Warum habe ich diesen Beruf gewählt? Wie wichtig ist mir meine Arbeit?
- Was ist mein größter Wunsch für die Zukunft?
- Wie denke ich über den Tod? Macht mir der Gedanke Angst?
- Was soll nach meinem Tod passieren?

Anstelle der Beantwortung der oben erwähnten Fragen können Sie auch versuchen, Ihre eigene Biografie zu schreiben.

Visualisierung

Bei der Visualisierung handelt es sich um eine Präsentationstechnik, die dazu beiträgt, Informationen in eindrücklicher Form grafisch darzustellen. Wichtige Inhalte können in grafischer Form festgehalten werden, beispielsweise auf einem Flipchart, in einem Mind-Map oder in Zeichnungen, Diagrammen beziehungsweise in einem Präsentationsprogramm.

Die Visualisierung von Inhalten bewirkt, dass diese schnell und präzise im Gedächtnis gespeichert werden.

Diese verschiedenen Visualisierungsarten können auch dazu beitragen, die Wahrnehmung zu schärfen oder zu verändern.

Einige Übungen, die bisher beschrieben wurden, basieren auf der Visualisierung, beispielsweise die Ampelübung (7 Kap. 1) oder das Stoppschild. In diesem Abschnitt werden zusätzliche Übungen aufgeführt, die durch Visualisierung zu einer Verbesserung der Achtsamkeit beitragen.

Fotos

Fotos und Schnappschüsse sind eine einfache und unkomplizierte Art, Situationen und Erlebnisse in Gesundheitsberufen festzuhalten und diese anschließend zu reflektieren.

Bei der Visualisierung können Fotos in Form von Collagen aber auch für Entspannungsübungen eingesetzt werden.

Um die Aufmerksamkeit auf bestimmte Sachverhalte zu lenken, können Fotos dazu beitragen, die Realität in unveränderbarer Form darzustellen.

Frau Schulz ärgert sich fast täglich über die Unordnung und das Chaos in ihrem Arbeitsbereich. Die Räume sind unzureichend gereinigt, Gegenstände liegen überall herum und das Lager platzt aus allen Nähten. Sie beschließt deshalb, alles, was sie als besonders störend empfindet, zu fotografieren. Die Bilder überträgt sie als Hintergrundbild auf den PC am Arbeitsplatz, um die Kollegen auf die Ärgernisse aufmerksam zu machen.

Wenn Sie Fotos verwenden möchten, um die Wahrnehmung zu schulen, können Sie sowohl Bilder aus Ihrem Arbeitsbereich als auch Fotos von Patienten verwenden.

> Dabei müssen Sie zwingend die Vorgaben des Daten-
> schutzes berücksichtigen. Fotos von Personen dürfen Sie
> nur mit deren Einverständnis aufnehmen. Im Zweifels-
> fall müssen die Bilder umgehend gelöscht und vernichtet
> werden.

Abhängig von der Art der Gesundheitseinrichtung ist
es schwierig, das Einverständnis der Patienten bzw. der
gesetzlichen Betreuer einzuholen. Alternativ können Sie
die folgende Übung durchführen.

Übung: Fotos
Trainiert die Wahrnehmung
Hilfsmittel: keine
Dauer: variabel

> ☻ **Fotos**
> Das Visualisieren von Situationen funktioniert auch mit
> einem imaginären Fotoapparat. Betrachten Sie die Person
> oder die Situation intensiv, schließen Sie dann mit einem
> imaginären »Klick« die Augen – Sie haben das Bild jetzt
> mit Ihrem imaginären Fotoapparat fotografiert, und
> betrachten Sie das Foto im Kopf.

Können Sie das Gesehene beschreiben? Können Sie es
nach Feierabend reproduzieren? Was würden Sie an der
Situation verändern?

Mind-Map

Übung: Mind-Map
Trainiert die Wahrnehmung
Hilfsmittel: Papier, Stift
Dauer: 15 bis 20 min

☺ **Mind-Map**

Beim Mind-Map handelt es sich um eine grafische Darstellung von Ideen, die einer Gedankenlandkarte entsprechen. Mind-Maps werden vielseitig eingesetzt, z. B. um
Ideen zu suchen oder Zusammenhänge darzustellen.

Um die Achtsamkeit in Gesundheitsberufen zu fördern,
können Mind-Maps in verschiedener Form verwendet
werden.

Mind-Map-Formen

– **Brain-Map:** Entwerfen Sie in Gedanken ein Mind-Map
– **Klassisches Mind-Map:** auf Papier oder einer
  Moderationstafel geschrieben
– **Brown-Paper:** Dabei handelt es sich um eine Variante,
  die im Team genutzt wird

  – Pinnen Sie eine möglichst lange Packpapierbahn an
    die Wand und befestigen Sie einen Stift
  – Jeder Mitarbeiter kann jederzeit etwas auf das
    Brown-Paper schreiben
  – Bei Bedarf wird es erneuert

– **Design-Map:** Bei diesem Mind-Map werden
  Ideen nicht aufgeschrieben, sondern in Form von
  Zeichnungen, Strichmännchen und Symbolen festgehalten, dadurch sind die Inhalte besonders einpräg-
  sam

Die Methoden der Visualisierung können bei vielen
Übungen zur Verbesserung der Achtsamkeit eingesetzt
werden und tragen dann dazu bei, dass Inhalte schnell
»vor dem inneren Auge auftauchen«.

Frau Metzger arbeitet in einer Arztpraxis. Sie empfindet den Umgangston gelegentlich als unhöflich und schnippisch, besonders dann, wenn die Mitarbeiter unter Zeitdruck arbeiten. Im Aufenthaltsraum befestigt sie ein Brown-Paper mit der Überschrift »Das war nicht nett«. Sie fordert alle Mitarbeiter der Praxis auf, entsprechende Situationen stichpunktartig auf dem Packpapier zu notieren. Jeder Mitarbeiter soll dabei sich selbst und andere beobachten und typische Äußerungen anonym notieren.

Dr. Grimm ist Chefarzt in einer geriatrischen Rehaklinik. Er bemerkt in seinem Alltag immer wieder Interessenskonflikte zwischen seinem eigenen Anspruch an seine Tätigkeit und den Rahmenbedingungen, etwa durch die Kostenträger. Um seine und die Vorstellungen seiner Mitarbeiter zu präzisieren, organisiert er ein Seminar, bei dem in Form eines Leitbilds jeder Mitarbeiter seine Ideen beitragen kann. Das Leitbild trägt den Titel »Das wollen wir« und wird in Form eines Design-Maps durch alle gemeinsam erarbeitet.

Frau Liebig ist als Einrichtungsleitung in einem Hospiz tätig. Der tägliche Umgang mit Schmerzen, Sterben, Trauer und Abschied nehmen belastet sie in der letzten Zeit erheblich, da ihre Mutter vor zwei Monaten ganz unerwartet im Alter von 57 Jahren verstorben ist. Sowohl bei der Arbeit als auch in ihrer Freizeit beschäftigt sie der Gedanke, warum ihre Mutter als noch relativ junge und rüstige Frau so plötzlich sterben musste, während ein Teil ihrer Patienten in hohem Alter nicht sterben kann. Frau Liebig beschäftigt sich aus diesem Grund intensiv mit ihrer Familiengeschichte und Erinnerungen an ihre Mutter. Sie erstellt eine Collage mit Fotos und Gedanken, die sie in ihrer Wohnung aufhängt.

> **Fazit**
>
> – Versuchen Sie, die verschiedenen Effekte auf die Wahrnehmung, wie den Pygmalion-Effekt, den Halo-Effekt, Vorurteile oder

- den fundamentalen Attributionsfehler in Ihrem Berufs-
  alltag aufzuspüren.
- Erstellen Sie ein Mind-Map zum Thema Vorurteile.
- Kennen Sie sich selbst? Können Sie Ihre Stärken und
  Schwächen beschreiben und akzeptieren? Welche Rollen
  spielen Sie im Alltag und an Ihrem Arbeitsplatz?
- Testen Sie verschiedene Konzentrationsübungen.

3

Selbstachtung

Es gibt Wichtigeres im Leben, als beständig dessen
Geschwindigkeit zu erhöhen.
Mahatma Gandhi

Grundvoraussetzung für einen achtsamen Umgang mit anderen
Menschen ist der achtsame Umgang mit der eigenen Person, die
Selbstachtung.

Selbstachtung ist zum einen abhängig von einem Selbst-
wertgefühl, das durch die persönliche Lebenserfahrung und
Entwicklung entsteht, zum anderen basiert Selbstachtung auf
der grundsätzlichen Zufriedenheit mit den eigenen Lebens-
bedingungen.

Fehlende Selbstachtung kann zu Enttäuschung, Unzufriedenheit, Überforderung, Verstimmung und im schlimmsten Fall
zum Burnout-Syndrom führen, das in Gesundheitsberufen
nicht selten diagnostiziert wird.

Selbstmanagement und damit verbunden ein effektives Zeitmanagement führen zu einer Verbesserung der Wahrnehmung

der eigenen Situation und folglich zu einer adäquaten Selbstachtung.

3.1 Selbstachtung

Die Achtsamkeit gegenüber der eigenen Person ist in allen
Berufen des Gesundheitswesens eine wichtige Voraussetzung, um dauerhaft mit den hohen Anforderungen
zurechtzukommen und den eigenen Beruf erfüllen und als
sinnvoll betrachten zu können.

Selbstachtung muss immer wieder hinterfragt
werden. In der Alltagsroutine entsteht sonst schnell
eine Demotivation durch Überforderung, die in einem
Burnout-Syndrom münden kann. Selbstmanagement
beinhaltet nicht nur Effizienz, Ordnung, Motivation,
Erkennen der eigenen Stärken und Schwächen, sondern
auch den Umgang mit der eigenen Person und Selbst-
wertgefühl. Ein mangelhaftes Selbstmanagement führt zu
Stress und Burnout.

„Burn-out" und „Burn-on"-Syndrom

Beim Burn-out-Syndrom handelt es sich um einen
Symptomkomplex, der eine zunehmende Beeinträchtigung der körperlichen und psychischen Leistungs-
fähigkeit hervorruft. In den Gesundheitsberufen ist
dieses Problem weit verbreitet und zeigt in den letzten
Jahren aufgrund der Leistungsverdichtung eine steigende
Tendenz.

Das Deutsche Institut für Medizinische
Dokumentation und Information (DIMDI) hat das Burn-
out-Syndrom in die internationale Klassifikation der

Krankheiten und verwandter Gesundheitsprobleme ICD
aufgenommen. Es handelt sich jedoch nicht um ein eigen-
ständiges Krankheitsbild, sondern um einen »Faktor, der
den Gesundheitszustand beeinflusst und zur Inanspruch-
nahme des Gesundheitswesens führt« (ICD 10 Diagnose-
schlüssel Z73.0).

Die Betroffenen fühlen sich ausgebrannt und erschöpft.
Gerade sehr engagierte Mitarbeiter mit einem hohen
Anspruch an die eigene Leistung sind gefährdet. Ein Fort-
bestehen der Symptome führt zu einer zunehmenden
»Schlechtleistung«.

Im Gegensatz dazu ist der „Burn-on" ein Zusatand
permanenter Anforderung und Dauerstress, der zu einer
chronischen Erschöpfung führt. Der „Burn-on" entsteht
auch durch hohe Ansprüche an sich selbst, permanente
Erreichbarkeit, hohe Identifikation mit der eigenen Arbeit
und ist seit der Corona Pandemie verstärkt zu beobachten.

Geprägt haben den Begriff Timo Schiele und Berndt
te Wildt mit ihrem Buch „Burn-on: Immer kurz vorm
Burn Out". Darauf gekommen sind der leitende Psycho-
loge und der Chefarzt der Psychosomatischen Klinik im
Kloster Dießen am Ammersee durch Beobachtungen
und Gespräche, die sie mit Patienten und Patientinnen
führten, die wegen eines vermeintlichen Burnouts zu
ihnen in Behandlung kamen – aber letztlich nicht so ganz
ins Beschwerdebild passten.

Ein frühzeitiges Erkennen der Problematik ermöglicht
den Einsatz prophylaktischer Maßnahmen. Im Idealfall
erlernt das gesamte Team gemeinsam Techniken, die der
Entspannung und Entlastung dienen oder durch gezielte
Planung eine bessere Alltagsbewältigung ermöglichen.
Unterstützend wirkt auch ein offenes Betriebsklima, in
dem ein Gedankenaustausch jederzeit stattfinden kann.

3.2   Selbstmanagement

Der griechische Sklave und Dichter Aesop (um 550 v. Chr.) erzählte folgende Fabel:

Der Pfau und die Dohle
Ein Pfau und eine Dohle stritten sich um die Vorzüge ihrer Eigenschaften. Der Pfau brüstete sich mit dem Glanz, der Farbe und der Größe seiner Federn. Die Dohle gab all dieses zu und bemerkte nur, dass alle diese Schönheiten zur Hauptsache nicht taugten – zum Fliegen. Sie flog auf, und beschämt blieb der Pfau zurück.

Die Dohle in dieser Fabel symbolisiert den selbstbewussten Menschen, der seine Fähigkeiten und Stärken genau kennt.

Übung: Stärken nutzen
Trainiert die Selbstachtung
Hilfsmittel: Papier, Stift
Dauer: einige Minuten

☺ **Stärken nutzen**

Kennen Sie Ihre Stärken genauso gut wie die Dohle aus der Fabel von Aesop? Schreiben Sie sie auf und versuchen Sie zu analysieren, wofür die jeweilige Stärke gezielt genutzt werden kann.

Zeitmanagement

Zeitmanagement beinhaltet den bewussten Umgang mit den eigenen Zeitressourcen und die detaillierte Planung der Arbeitszeit. Verschiedene Methoden des Zeitmanagements wurden entwickelt, die zum Teil kombiniert werden können.

Methoden des Zeitmanagements

– Tägliche Bearbeitung einer To-do-Liste
– Zusammenstellung von längerfristigen Aufgaben mithilfe einer Mind-Map
– ABC-Analyse: Die identifizierten Aufgaben werden anhand ihrer Priorität in drei Gruppen sortiert, dabei bedeutet

  – A = sehr wichtig oder sehr dringlich
  – B = wichtig oder dringlich
  – C = weniger wichtig oder weniger dringlich

– Arbeiten nach dem Paretoprinzip: 20 % der eingesetzten Zeit bewirkt 80 % der Ergebnisse

Übung: Paretoprinzip
Trainiert die Zeitplanung
Hilfsmittel: Papier, Stift
Dauer: zirka 15 min.

☺ Paretoprinzip
Versuchen Sie zu analysieren, welche Aufgaben in Ihrem Alltag besonders zeitraubend sind, dies sind nach dem Paretoprinzip 80 % Ihrer Aufgaben, beispielsweise Hausarbeit oder Routinetätigkeiten im Beruf. Die übrigen 20 % der Arbeit sind wertvollere Aufgaben, mit denen Sie etwas erreichen und vorankommen können.

Notieren Sie die wichtigen Aufgaben und versuchen Sie diesen Aufgaben in Ihrem Tagesablauf mehr Raum zu geben.

– ALPEN-Methode: Die **A-L-P-E-N**-Methode ist ein Begriff des Zeitmanagement und eine vergleichsweise einfache, bei richtiger und konsequenter Handhabung aber sehr effektive Art, seinen Tagesablauf zu planen. Die Methode von Lothar J. Seiwert verwendet wenige Minuten pro Tag zur Erstellung eines schriftlichen Tagesplans. Die fünf Elemente des Plans sind:

- **A**ufgaben, Termine und geplante Aktivitäten notieren
- **L**änge schätzen
- **P**ufferzeiten einplanen
- **E**ntscheidungen treffen
- **N**achkontrolle

- DIN A6 Informationssystem DAISY: Dieses System besteht aus sieben verschiedenfarbigen Klarsichtmäppchen im Format A6 und leeren DIN A6-Blättern, die je nach Informationsart in den farbigen Mäppchen abgelegt werden. Folgende Mäppchen werden verwendet:

  - Rot: heute aktuell, in Bearbeitung. Das rote Mäppchen enthält einen Zettelvorrat und kann auch einen Terminplan enthalten.
  - Gelb: noch nicht erledigt, in Bearbeitung
  - Blau: Namen, Adressen, Telefonnummern, Landkarten, Fahrpläne
  - Weiß: Fakten, Hintergrundinformationen
  - Orange: Kreative Projekte, Ideen
  - Violett: persönliche Ziele und Strategien
  - Grün: Archiv, hier können Belege und ähnliches aufbewahrt werden

3.3   Selbstpflege

Unter Selbstpflege versteht man im Allgemeinen die Fähigkeit zur Aufrechterhaltung der Körperfunktionen, um eigene Bedürfnisse zu erfüllen. Der Begriff stammt ursprünglich aus dem Pflegemodell von Dorothea E. Orem und ermöglicht die umfassende Planung der Pflege.

In der letzten Zeit hat der Begriff noch eine zusätzliche Bedeutung gewonnen. Unter Selbstpflege versteht man nun auch die Fähigkeit, sich selbst »etwas Gutes zu tun«.

Auch das Selbstcoaching wird mittlerweile dem Begriff Selbstpflege zugeordnet. Selbstpflege beinhaltet also mehr als die Aufrechterhaltung von reinen Körperfunktionen, auch die Stressbewältigung, das Zeitmanagement, die Selbstmotivation und das »Sich-selbst-Verwöhnen« gehören dazu. Grundvoraussetzung ist die Selbstreflexion.

Selbsttest zur Selbstpflege

Aspekt der Selbstpflege	Ja	Nein
Mit meiner Arbeitsbelastung komme ich gut zurecht		
Meinen Arbeitstag kann ich gut planen		
An meinem Arbeitsplatz bin ich zufrieden		
Zu meinen Kollegen habe ich ein gutes Verhältnis		
Ich beende meinen Arbeitstag rechtzeitig		
Ich mache nur in Ausnahmefällen Überstunden		
Ich genieße meine Freizeit		
Ich plane meine Freizeit		
In meiner Freizeit tue ich das, was ich möchte		
Ich freue mich auf Freizeitaktivitäten		
In meiner Freizeit pflege ich Kontakte zu Familie, Freunden und Bekannten		
Ich bekomme ausreichend Schlaf		
Wenn ich morgens aufwache, fühle ich mich frisch und erholt		
Ich achte auf ein ausreichendes Frühstück		
Ich ernähre mich ausgewogen		
Ich nehme meine Mahlzeiten in ruhiger und angenehmer Atmosphäre ein		
Ich bewege mich ausreichend		
Ich bin mindestens einmal in der Woche sportlich aktiv		
Ich halte mich mindestens einmal am Tag an der frischen Luft auf		

Aspekt der Selbstpflege	Ja	Nein
Ich kann über meine Gefühle mit einer Vertrauens- person sprechen		
Ich kann Konflikte ansprechen und lösen		
Insgesamt fühle ich mich wohl und ausgeglichen		

Je mehr Fragen mit »Ja« beantwortet werden, desto ausgeprägter sind die eigenen Selbstpflegefähigkeiten.

Nein

Die Fragen, die Sie mit »Nein« beantwortet haben, können Sie in Form eines Handlungsplans notieren und entsprechend Ihrer Priorität versuchen zu verändern. Dieser schriftliche Handlungsplan ist gleichzeitig eine Zukunftsvision, die Sie sich in regelmäßigen Abständen, etwa halbjährlich in Erinnerung rufen können.

Entspannung

Ein entscheidender Teil der Selbstpflege ist auch die Fähigkeit, entspannen zu können. Entspannungsübungen, der Einsatz von ätherischen Ölen, Musik, Laufen oder Walken, gezieltes Abschalten durch Phantasiereisen, Tagträume oder Atemübungen und anerkannte Entspannungsverfahren dienen der Selbstachtung und damit auch einem achtsamen Umgang mit anderen.

Anerkannte Verfahren zur Entspannung

– Yoga, aus dem Brahmanismus, die »Überwindung des Körpers«

- Tai-Chi, ein traditionelles chinesisches Bewegungssystem mit dem Ziel der Entspannung, auch »Schattenboxen« genannt
- Qi-Gong, aus der traditionellen chinesischen Medizin
  TCM: »Qi« ist die Lebenskraft, es beinhaltet Übungen
  des Leibes und Schulung des Bewusstseins
- Progressive Muskelrelaxation PMR nach Jacobson,
  PMR beruht auf der Beobachtung einer Verbindung
  von Denken, Psyche und Muskulatur, entwickelt durch
  den amerikanischen Physiologen Edmund Jacobson um
  1920 in Chicago
- Autogenes Training entwickelt von J. H. Schultz durch
  die Auseinandersetzung mit Hypnose und Yoga, unter
  dem Aspekt einer selbstinduzierten Heilhypnose

Übung: Ausflug
Trainiert die Entspannung
Hilfsmittel: Fotos
Dauer: 10 bis 15 min.

☻ **Ausflug**

Machen Sie in Gedanken einen Ausflug zu einem Ort, der
Sie beispielsweise im Urlaub besonders beeindruckt hat
oder an dem Sie sich einfach wohlfühlen. Sie können dazu
auch Fotos anschauen und Ihre Gedanken in Erinnerungen
an diesen positiven Ort abschweifen lassen.

Eigenlob stimmt!

Selbstachtung bedeutet nicht nur, sich selbst zu schätzen
und anzuerkennen, Selbstachtung beinhaltet auch, stolz
auf die eigenen Leistungen zu sein und dadurch sich selbst
zu bestärken.

Übung: Eigenlob
Trainiert die Selbstachtung
Hilfsmittel: keine
Dauer: Sekunden

> ☻ **Eigenlob**
>
> Loben Sie sich selbst jeden Tag mindestens einmal.

3.4 »Alltagsmanagement«

Im Alltag sind Mitarbeiter in Gesundheitsberufen fort-
während gefordert, private und berufliche Anforderungen
gleichermaßen zu erfüllen. Dabei verliert man leicht das
ursprüngliche Ziel aus den Augen, die Intention, die einen
dazu brachte, diesen Beruf zu wählen.

Übung: Warum sind Sie…
Trainiert die Selbstachtung
Hilfsmittel: keine
Dauer: variabel

> ☻ **Warum**
>
> Warum sind Sie…? Überlegen Sie, warum Sie sich irgend-
> wann entschieden haben, diesen Beruf zu ergreifen. Haben
> Sie diese Entscheidung jemals bereut? Können Sie in Ihrem
> Beruf Bestätigung und Sinnhaftigkeit finden? Haben Sie
> Ihrem Beruf gegenüber eine positive Grundhaltung?

Übung: Sie sind der Chef!
Trainiert die Kreativität
Hilfsmittel: keine
Dauer: variabel

☻ Sie sind der Chef!

Stellen Sie sich vor, Sie allein dürften alles bestimmen. Was würden Sie sofort ändern? Können Sie auf diese Dinge eventuell doch Einfluss nehmen? Lassen Sie kreative Ideen zu und überlegen Sie, ob diese an Ihrem Arbeitsplatz umsetzbar sein könnten.

Fazit

- Erinnern Sie sich regelmäßig selbst an ein gutes Zeitmanagement.
- Nutzen Sie die dadurch gewonnene Zeit für Freizeitaktivitäten und Selbstpflege.
- Achten Sie auch auf Ihr Umfeld: Kennen Sie Kollegen, die auf dem Weg in die »Burn-out-Falle« sind? Bleiben Sie im Alltag sensibel für Andere.

4

Unachtsamkeit

Uffbasse.

Bülent Ceylan

In diesem Kapitel werden zunächst »Unachtsamkeitsfaktoren« identifiziert, also interne und externe Einflüsse, die zu Achtlosigkeit oder unbedachtem Verhalten beitragen.

Im Anschluss werden typische Situationen aus dem Gesundheitswesen beispielhaft dargestellt, um dadurch die Wahrnehmung zu fördern und die Achtsamkeit im Berufsalltag zu ermöglichen.

4.1 Faktoren der Unachtsamkeit

Der achtsame Umgang mit Patienten im Gesundheitswesen wird durch persönliche Faktoren sowie durch strukturelle Rahmenbedingungen beeinflusst. In diesem Abschnitt werden verschiedene »Unachtsamkeitsfaktoren«

© Der/die Autor(en), exklusiv lizenziert an Springer-Verlag GmbH, DE, ein Teil von Springer Nature 2023
S. Schmidt, *Take Care,* Top im Gesundheitsjob,
https://doi.org/10.1007/978-3-662-66982-2_4

dargestellt, um den Einfluss dieser Aspekte deutlich zu machen.

Unachtsamkeitsfaktor: Zeit

Geschwindigkeit wird im Gesundheitswesen als Qualitätsfaktor betrachtet. DRG's und Verweildauern, Fachkraftquoten, Fallpauschalen und Wartezeiten sind auch aus Sicht der Kostenträger probate Mittel, um einen möglichst hohen »Patientendurchsatz« zu erreichen.

Folge der gesteigerten Geschwindigkeit ist die Unzufriedenheit der Akteure, ein stetig zunehmender Druck auf die Mitarbeiter und daraus resultierend eine permanente Gefährdung, sich unachtsam zu verhalten.

> Sobald der Mitarbeiter feststellt, dass er sich unachtsam verhalten hat, entsteht erneut eine Unzufriedenheit mit den Anforderungen an das eigene Berufsbild. Dieser Teufelskreis ist für den einzelnen Mitarbeiter kaum oder gar nicht zu durchbrechen.

Betrachtet man die Situation und Entwicklung im Gesundheitswesen realistisch, stellt man einerseits fest, dass die Anforderungen sich in den vergangenen Jahren kontinuierlich gesteigert haben und andererseits eine Kosteneinsparung durch die Leistungsverdichtung nicht möglich war.

Den meisten Mitarbeitern eines Gesundheitsberufs ist bewusst, dass eine zukünftige Entwicklung wahrscheinlich noch höhere Kosten erwarten lässt. Ein wirtschaftliches Arbeiten wird deshalb nicht abgelehnt.

Andererseits stellen viele Mitarbeiter fest, dass sie ihre Arbeit nicht mehr so durchführen können, wie es ihrem eigenen Anspruch entspricht.

Übung: Zeit
Trainiert die Achtsamkeit
Hilfsmittel: keine
Dauer: variabel

> **Zeit**
>
> Überlegen Sie, wo der Unachtsamkeitsfaktor Zeit in Ihrem persönlichen Arbeitsbereich zum Tragen kommt. Welche Folgen hat die fehlende Zeit? Können Sie diesen Faktor selbst beeinflussen? Gibt es Möglichkeiten, durch ein gezieltes Zeitmanagement (Kap. 3) Zeitressourcen zu mobilisieren?

Übung: Revolution
Trainiert die Achtsamkeit
Hilfsmittel: keine
Dauer: variabel

> **Revolution**
>
> Können Sie sich eine Zeit-Revolution in Ihrem Arbeitsumfeld vorstellen. Was würde passieren, wenn Sie selbst entscheiden, wie Sie Ihre Zeit einsetzen?

Beispiele: Die Pflegefachkraft beschließt, dass ein Gespräch mit einem Patienten in diesem Moment wichtiger ist als die Durchführung der Körperpflege; der Arzt stellt fest, dass es für den Patienten wichtiger ist, seine Ängste »loszuwerden« und verschiebt die Operation; der Physiotherapeut bemerkt, dass das Ziel des Patienten nicht den Zielen des Therapeuten entspricht und diskutiert mit ihm darüber.

Selbstverständlich handelt es sich hierbei um eine fiktive Revolution. Dennoch kann anschließend die Sinnhaftigkeit von Strukturen und Tätigkeiten kritisch hinterfragt werden:

- Warum mache ich das eigentlich?
- Welche Priorität hat diese Tätigkeit?
- Welche Effizienz hat die Tätigkeit?
- Kann die Durchführung oder die Frequenz reduziert werden?
- Kann die Durchführung durch technische Hilfen erleichtert oder komplett übernommen werden

Unachtsamkeitsfaktor: Desinteresse

Ein individuell sehr verschiedener Aspekt der Unachtsamkeit ist das fehlende Interesse an der Person, mit der man in Kontakt tritt. Durch eine zunehmende Frustration reagieren Mitarbeiter gelegentlich ablehnend und oberflächlich. Im folgenden Abschnitt finden sich typische Aussagen von Mitarbeitern in Gesundheitsberufen.

- Sie sind hier nicht im Hotel.
- Fürs Denken werde ich nicht bezahlt.
- Gehen Sie doch woanders hin, wenn es Ihnen hier nicht passt.
- Sie sind hier nicht der Einzige.
- Was Sie hier bieten, ist unglaublich.

Hierbei handelt es sich um verbale Entgleisungen, die zwar relativ selten auftreten, die aber dann die Atmosphäre einer Gesundheitseinrichtung mitbestimmen können. Als Folge lässt sich schnell ein negativer, schnippischer Umgangston beobachten.

Interessanterweise wird ein gereizter, unangemessener Umgangston von anderen Mitarbeitern schneller übernommen als ein höflicher, verständnisvoller. Oftmals kommuniziert das Team dann auch untereinander in einem „humorvoll-respektlosen" Ton.

Desinteresse tritt auch auf, wenn der Mitarbeiter mit seiner eigenen Situation so beschäftigt ist, dass ihm die Probleme des Patienten unwichtig und lächerlich erscheinen, beispielsweise dann, wenn im privaten Umfeld eine gravierende Erkrankung oder eine lebensverändernde Situation vorliegt.

Dieses Desinteresse ist menschlich und zu verzeihen, wenn es sich um einen vorübergehenden Zustand handelt, den der Mitarbeiter wahrnimmt und versucht zu beenden. Unabhängig von der Ursache kann der Unachtsamkeitsfaktor Desinteresse durch achtsames Handeln vermieden werden.

Übung: Interesse
Trainiert die Achtsamkeit
Hilfsmittel: keine
Dauer: ein Arbeitstag

◐ Interesse

Versuchen Sie, einen ganzen Arbeitstag lang, die Interessen Ihrer Patienten in den Vordergrund zu stellen. Lassen Sie bewusst zu, dass Patienten für sich selbst entscheiden und ihr Mitspracherecht in Anspruch nehmen. Auch wenn es sich hierbei eigentlich um eine selbstverständliche Grundeinstellung handelt, die im Pflege- oder Unternehmensleitbild der meisten Gesundheitseinrichtungen erwähnt wird (z. B. „Der Patient steht im Mittelpunkt"), erweitert eine bewusste Wahrnehmung die eigene Perspektive. Welche Auswirkungen hat das bewusste Interesse auf Ihr eigenes Gefühl? Wie reagieren die Patienten auf diese Veränderung?

Unachtsamkeitsfaktor: Überforderung

Unwissen und Unvermögen können dazu führen, dass Mitarbeiter sich unachtsam verhalten. Der Mitarbeiter im Gesundheitsberuf ist überfordert, weil Probleme oder Entscheidungen seine Kenntnisse oder seine Kompetenz übersteigen. Dem Patienten und seinen Angehörigen gegenüber versucht man nun, dieses Unvermögen zu verbergen.

»Forciertes Zuwarten« als Therapieoption ist eine Form von Unachtsamkeit, die dazu dient, die eigene Unsicherheit zu überspielen.

Stellen Sie sich vor, Ihre Autowerkstatt würde nach diesem Prinzip arbeiten!

Eine Steigerung dieser Unachtsamkeit ist der desinteressierte Umgang, um eigene Fehler zu vertuschen. Der Patient wird in diesen Fällen im Gespräch kurz und knapp »abgefertigt«, damit er weitere Nachfragen unterlässt. Von den Betroffenen wird dieses Verhalten als überheblich beschrieben. Manchmal wird ein derartiges Verhalten von Patienten auch als Merkmal des gesamten Berufsstands charakterisiert, beispielsweise in dem geläufigen Ausdruck »Halbgötter in Weiß«.

Unachtsamkeitsfaktor: Mangelnde Bereitschaft für Veränderung

In allen Berufssparten finden sich Mitarbeiter, die Veränderungen skeptisch und ablehnend gegenüberstehen. Man möchte die alten Gewohnheiten nicht aufgeben und sich nicht mit neuen Anforderungen auseinandersetzen. Veränderungen gehen oft mit Verlustängsten bezüglich des eigenen Status oder der eigenen Aufgaben oder Privilegien einher.

Im gesamten Gesundheitswesen sind Veränderungen jedoch notwendig, um eine ausreichende Versorgung der

Bevölkerung gewährleisten zu können, wobei dadurch auch der Einfluss der Politik auf die Qualität der Versorgung zunimmt.

> Mitarbeiter fragen sich berechtigterweise, ob es legitim ist, Maßnahmen wider besseres Wissen und Gewissen durchzuführen oder zu unterlassen, um juristische oder gesundheitspolitische Forderungen zu erfüllen, die von Berufsfremden formuliert wurden.

Auch dadurch entsteht wieder ein Gefühl von Frustration und Unzulänglichkeit, das direkt an den Patienten oder seine Bezugspersonen weitergegeben wird. Veränderungen müssen im gesamten Team stattfinden. Übungen hierzu finden Sie in Kap. 9.

»Wenden Sie sich an Ihre Krankenkasse.«, ist eine Aussage, die dem Patienten nur bedingt weiterhilft.

4.2 Achtlosigkeit

Im Berufsalltag ereignen sich immer wieder Situationen, die eine Achtlosigkeit gegenüber der Person des Patienten darstellen, beziehungsweise eine Missachtung seiner Rechte. In diesem Abschnitt werden Beispiele für solche Ereignisse beschrieben. Intention der Beschreibung ist lediglich die Schärfung der eigenen Aufmerksamkeit, um dazu beizutragen, solche Probleme zu verhindern.

> Wünschenswert wäre ein »Aha«-Effekt, der dazu führt, dass die Situation im Hinterkopf gespeichert wird und bei nächster Gelegenheit wieder bewusst wird.

Eine Sortierung in verschiedene Bereiche des Gesundheitswesens oder in eine andere Systematik erfolgt bewusst nicht. Alle Situationen können so oder in ähnlicher Form fast überall auftreten und sollen deshalb gedanklich auf jeden anderen Bereich übertragbar bleiben.

Immobilisierung

Herr Hartmann ist 82 Jahre alt und lebt mit Ehefrau und Tochter in einer Mietwohnung. Nach einem Krankenhausaufenthalt bedingt durch Exsikkose und einen akuten Verwirrtheitszustand wird Herr Hartmann nach Hause entlassen. Die Unterstützung durch einen ambulanten Pflegedienst wird von den Angehörigen in die Wege geleitet.

Der beratende Mitarbeiter des Pflegedienstes empfiehlt im Erstgespräch ein Pflegebett und ein Bettseitenteil zur Sturzprophylaxe. Die Angehörigen sind damit einverstanden, da Herr Hartmann schon vor dem stationären Aufenthalt zunehmend immobil wurde. Der Patient ist nur eingeschränkt gehfähig und kann ohne fremde Hilfe das Bett nicht verlassen.

Herr Hartmann kann seine Einwilligung zu dieser Maßnahme aufgrund kognitiver Einbußen nicht erteilen. Die Mitarbeiter gehen jedoch davon aus, dass eine weitere Reflexion des Bettseitenteils nicht erforderlich ist.

Krankentransport

Frau Enders ist 88 Jahre alt und wurde wegen einer internistischen Erkrankung stationär behandelt. Am Entlassungstag wird sie um 9 Uhr entlassen und wartet auf einer Trage auf den Weitertransport in die übernehmende Pflegeeinrichtung, weil ihr Bett schon neu belegt wurde. Es steht allerdings kein Krankentransport zur Verfügung. Frau Enders wird um 1 Uhr nachts mit einem Dekubitus von der Pflegekraft der Nachtschicht des Pflegeheims aufgenommen. Seit dem Frühstück bekam sie weder Essen noch Trinken noch Medikamente, da sie offiziell schon entlassen war.

Diagnose

Herr Khaled ist 23 Jahre alt und kommt gebürtig aus Afghanistan. Wegen anhaltendem, grünlichem Erbrechen wird er auf einer gastroenterologischen Station aufgenommen. Nachdem verschiedene Untersuchungen durchgeführt wurden und keine Ursache für das Erbrechen gefunden wurde, vermutet man, der Patient könne das Erbrechen absichtlich herbeiführen, zumal er als Asylsuchender noch keinen Schutzstatus hat. Er wird in eine psychiatrische Klinik verlegt. Wegen der ungewöhnlichen Farbe wird der weiter betreuenden Station empfohlenen, darauf zu achten, ob der Patient Gras esse. Noch am Aufnahmetag wird bei einem Ultraschall festgestellt, dass Herr Opoku an einem Dünndarmtumor erkrankt ist.

Unterlassene Hilfeleistung

Frau Gärtner ist 78 Jahre alt und lebt mit ihrem Lebensgefährten in einer kleinen Wohnung. Seit mehreren Jahren ist sie an Diabetes erkrankt und wird deshalb von einem ambulanten Pflegedienst betreut. Als ihre Bezugspflegekraft Christina morgens zur Injektion kommt, geht es Frau Gärtner nicht gut. Sie klagt über Übelkeit, Kopfschmerzen, Schwindel und Gangstörungen, die Blutzuckerwerte sind allerdings unverändert stabil. Christina hält telefonisch Rücksprache mit dem Hausarzt von Frau Gärtner. Er verordnet die Gabe von MCP-Tropfen und Paracetamol. Der Lebensgefährte holt das Rezept aus der Praxis und die Medikamente aus der Apotheke.

Dennoch geht es Frau Gärtner am nächsten Tag nicht besser, sie kann das Bett nicht verlassen und hält den Kopf schief, der rechte Arm hängt schlaff herab. Christina informiert noch einmal den Hausarzt, der am nächsten Tag einen Hausbesuch ankündigt. In der Nacht ruft der Lebensgefährte von Frau Gärtner den Notarzt, nachdem sich der Zustand noch weiter verschlechtert hat. Sie wird in ein Krankenhaus eingewiesen. In der Klinik wird ein apoplektischer Insult diagnostiziert. Frau Gärtner wird möglicherweise bleibende Schäden davontragen.

Daraufhin macht sich Christina große Vorwürfe, da sie nicht direkt beim ersten Anzeichen gehandelt hat. Sie fragt sich, ob durch eine frühere Reaktion auf die Symptome Schlimmeres hätte verhindert werden können.

Aufstehen

Herr Wettengel ist 91 Jahre alt und wird in einer stationären Pflegeeinrichtung betreut. Seit seiner Berentung genießt er es, morgens etwas länger zu schlafen. Am Wochenende ist Pflegekraft Alexandra im Dienst, die wegen eines Schulfestes ihrer Tochter pünktlich nach Hause gehen möchte. Da die Besetzung schlecht ist und viel zu tun ist, beschließt Alexandra, Herrn Wettengel an diesem Tag bereits um 6.45 Uhr zu wecken. Sie betritt das Zimmer und ruft fröhlich: »Guten Morgen, Herr Wettengel, aufstehen!« Der Patient schaut auf die Uhr und ist verärgert: »Es ist noch nicht einmal 7 Uhr, ich möchte noch ein bisschen schlafen.« Alexandra ignoriert den Einwurf des Patienten und antwortet: »Ja, ja, ich weiß. Ich habe aber noch andere Patienten, da kann ich nicht auf alle Sonderwünsche Rücksicht nehmen. Wenn Sie jetzt nicht aufstehen, kann Ihnen nachher keiner mehr helfen. Also, hopp, hopp, raus aus den Federn.«

Verweigerung

Herr Schulz ist 76 Jahre alt, lebt alleine in einer Eigentumswohnung und leidet vor allem unter einer fortschreitenden Demenz. Seit drei Jahren wird Herr Schulz überwiegend von Pflegekraft Astrid betreut, die mit Herrn Schulz sehr gut zurechtkommt. Herr Schulz freut sich auf die morgendlichen Besuche von Astrid und erwartet sie oft schon an der Tür.

In den Sommerferien hat Astrid mit ihrer Familie einen Urlaub gebucht, von dem sie Herrn Schulz schon zwei Wochen vor den Ferien ausführlich berichtet. Herr Schulz freut sich für Astrid und beteuert immer wieder, sie habe sich den Urlaub ja wirklich verdient.

Am ersten Urlaubstag von Astrid wird Herr Schulz von Pflegerin Angela besucht. Wie meistens wartet er schon an der Tür, ist allerdings überrascht, als er Angela sieht. Herr Schulz ist mit der Situation vollkommen überfordert, da er Angela nicht zuordnen kann. Er fragt sie nach ihrem Anliegen, worauf sie ihm antwortet, sie wolle ihm ein bisschen am Waschbecken helfen und das Frühstück richten. Herr Schulz antwortet freundlich aber bestimmt, dass dies absolut nicht notwendig sei, er käme sehr gute alleine zurecht und würde sich sein Frühstück immer selbst richten. Er fordert Angela auf, sich umgehend zu verabschieden.

Frühstück

In einer Pflegeeinrichtung wird das Frühstück auf Tabletts geliefert. Bevor die Praktikantin die Tabletts verteilt, werden diese von der Stationsleitung inspiziert. Bei allen Patienten, die unter kognitiven Einschränkungen leiden oder nicht kommunizieren können, werden Dinge entfernt: Brötchen, Eier, Marmeladendöschen, Käsescheiben, Butter etc. Die Stationsleitung stellt so das Frühstück für die Mitarbeiter zusammen.

Verwahrlosung

Frau Kuhn, 86 Jahre, war zeitlebens eine vornehme und gepflegte Dame, die sich in höheren Gesellschaftskreisen bewegte. Inzwischen lebt die verwitwete Dame in einer kleinen Eigentumswohnung. Außer einer Freundin im gleichen Alter hat sie keine weiteren Angehörigen. Frau Kuhn legt großen Wert auf ihr Erscheinungsbild, seidene Blusen, Lippenstift und Schuhe mit hohen Absätzen empfindet sie als selbstverständlich.

Aufgrund ihres hohen Alters und eines Tremors ist sie jedoch motorisch eingeschränkt, sodass das Bügeln, das Schminken und vor allem die Intimpflege bei bestehender Inkontinenz nicht mehr einwandfrei funktionieren. Auch bei der Haushaltsführung hat sie zunehmend Probleme, sodass sie eine Haushaltshilfe engagiert. Diese empfindet den Geruch in der Wohnung und das »ungepflegte« Äußere von Frau Kuhn als Zumutung und teilt ihr mit, sie könne in einem derart verwahrlosten Haushalt nicht arbeiten. Frau Kuhn kann diesen Vorwurf überhaupt nicht nachvollziehen, ihre Selbstwahrnehmung unterscheidet sich massiv von der Wahrnehmung der Haushaltshilfe. Frau Kuhn ist gekränkt und beendet das Arbeitsverhältnis.

Anordnung

Bei der hausärztlichen Visite ordnet der behandelnde Arzt versehentlich eine Bedarfsmedikation für die 93-jährige Patientin von 50 mg Diazepam an.

Verbrühung

Frau Matthes ist an einer fortgeschrittenen Demenz erkrankt. Da sie inkontinent und motorisch unruhig ist, wird sie immer auf den Toilettenstuhl gesetzt und vor das Waschbecken gefahren, damit sie nicht aufstehen kann. Einige Mitarbeiter haben beobachtet, dass Frau Matthes sich ruhig verhält, wenn sie mit den Händen im Wasser plantscht. Eine Anweisung lautet, die Patientin nicht unbeaufsichtigt zu lassen. Die Pflegehelferin Viola ignoriert diese Anweisung, »da Frau Matthes so schön im Wasser plantscht«. Während sie das Bad verlassen hat, dreht Frau Matthes den Heißwasserhahn auf, eine Rolle Toilettenpapier fällt in das Waschbecken und verschließt den Abfluss, sodass das inzwischen fast 60 °C heiße Wasser schließlich überläuft. Frau Matthes erleidet Verbrühungen beider Oberschenkel und des linken Unterschenkels und Fußrückens. Bis Frau Matthes im Krankenhaus ankommt, vergehen fast drei Stunden. Die Patientin benötigt eine Hauttransplantation.

Hilfestellung

Eine Patientin im Krankenhaus ist nicht in der Lage eigenständig zu essen. Dieses Defizit wird von den Mitarbeitern nicht zur Kenntnis genommen, sodass über mehrere Tage bei jeder Mahlzeit das Tablett vor ihr abgestellt und anschließend völlig unangetastet wieder weggeräumt wird.

Attest

Die Mitarbeiter einer Pflegeeinrichtung besuchen eine Fortbildung zum Thema Ernährungsmanagement. Dabei werden auch juristische Hintergründe besprochen, beispielsweise die erforderliche Dokumentation. Am nächsten Tag werden alle Patienten identifiziert, die einen auffälligen BMI oder einen erheblichen Gewichtsverlust aufweisen. Von diesen Personen wird nun der Hausarzt beim nächsten Hausbesuch aufgefordert, ein ärztliches Attest auszustellen, mit dem Inhalt, dass bei dem betreffenden Patienten aus medizinischen Gründen keine weiteren Maßnahmen, wie beispielsweise Zusatznahrung oder Gewichtskontrollen indiziert seien. Der Text ist vorbereitet und wird den Hausärzten zur Unterschrift vorgelegt. Alle Hausärzte unterschreiben das Attest.

Intimsphäre

Herr Gerwig ist motorisch unruhig und wandert mehrere Stunden täglich auf dem Gang einer Rehaklinik umher. Maßnahmen der Körperpflege sind nur schwer durchführbar, weil Herr Gerwig dann ungeduldig wird und weiterlaufen möchte. Zu festen Uhrzeiten wird ein Rundgang durchgeführt, bei dem bei allen Patienten das Inkontinenzmaterial gewechselt wird. Einer der Rundgänge findet vor dem Mittagessen statt, damit danach alle Patienten gleich zu Bett gebracht werden können. Da Herr Gerwig durch den hohen Kalorienverbrauch beim Umhergehen immer sehr hungrig ist und er bereits das Essen riecht, lehnt er einen Wechsel des Inkontinenzmaterials ab, indem er die Anfrage von Pfleger Marius ignoriert und einfach weiter Richtung Speisesaal geht. Pfleger Marius ist nicht bereit, so einfach aufzugeben und stoppt Herrn Gerwig nach wenigen Schritten mit den Worten: »Herr Gerwig, ich muss da mal schnell ran.« Gleichzeitig öffnet er den Reißverschluss der Hose. Herr Gerwig bleibt nur kurz stehen, während Pfleger Marius schnell die Hose nach unten zieht. Dann schimpft er: »Lassen Sie mal, ich muss weiter.« Und geht eilig zur Tür des Speisesaals. Pfleger Marius läuft hinterher und öffnet währenddessen den Klebestreifen. Nun ist Herr Gerwig unbekleidet und betritt so den Speiseraum (Abb. 4.1).

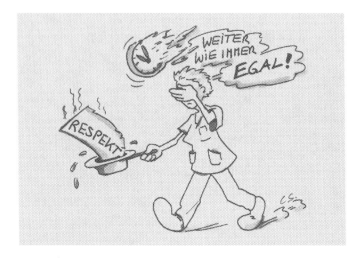

Abb. 4.1   Unachtsamkeit

Ablehnung Rollstuhl

Nach einem Apoplex ist die 92-jährige Frau Pantelic halbseitig gelähmt. Durch den Krankenhausaufenthalt hat sie stark an Gewicht verloren und ist geschwächt. Zum Laufen fehlen ihr vielfach die Kräfte, sodass sie nur ein paar Schritte in Begleitung gehen kann. Der Hausarzt rezeptiert daraufhin einen Rollstuhl, der jedoch von der Krankenversicherung abgelehnt wird. Die Betreuerin der Patientin legt Widerspruch ein. Ihr wird mitgeteilt, ein Rollstuhl sei in diesem Fall lediglich eine pflegeerleichternde Maßnahme, der Antrag würde wieder abgelehnt, sie könne ihn aber beim Sozialgericht einklagen.

Verwechslung

In einer Pflegeeinrichtung ist ein Patient verstorben. Zwei Mitarbeiter bereiten den Toten für das Bestattungsinstitut vor. Mit im Zimmer liegt ein zweiter älterer Herr. Beide Patienten tragen eine Zahnprothese, die in einer Dose am Waschbecken steht. Die Mitarbeiter wissen nun nicht, welche Zahnprothese zu welchem Patienten gehört, der Mitpatient im Zimmer kann

dazu keine Auskunft geben. Deshalb werden die beiden Zahn-
prothesen bei dem verstorbenen Patienten einfach ausprobiert.

Verhungern

Die Angehörigen der 97-jährigen Frau Abel sind der Meinung,
dass die Kosten für die Pflege der Patientin deutlich zu hoch
sind, und sind nicht länger bereit, die Versorgung aufrecht zu
erhalten. Frau Abel wird wegen einer ausgeprägten Schluckstörung vollständig über eine PEG ernährt und mit Flüssigkeit
versorgt. Die Angehörigen kündigen nun den Pflegevertrag in
der Absicht, zuhause auf die Versorgung mit Sondennahrung
und Wasser komplett zu verzichten. Dies teilen sie dem Pflege-
dienstleiter Herrn Ofenloch offen mit. Herr Ofenloch ist entsetzt und weiß nicht, wie er auf diese Aussage reagieren soll. Er
wendet sich an den Hausarzt der Patientin und erläutert ihm
die Absicht der Angehörigen. Auch der Hausarzt ist sich nicht
sicher, welche Maßnahmen nun zum Tragen kommen könnten.

Verstorben

Die Auszubildende Ayse Yesil wird beauftragt, einen Patienten
mit dem Bett zur Endoskopie zu schieben. Ayse ist noch ganz
zu Beginn ihrer Ausbildung und sehr schüchtern. Deshalb
spricht sie den Patienten gar nicht an, sondern bringt ihn wort-
los in die Abteilung. Dort stellt die Mitarbeiterin fest, dass der
Patient verstorben ist.

Verlegung

Herr Manolidis lebt seit seiner Geburt in Deutschland,
nach dem seine Eltern in den 70er-Jahren aus Griechenland
zugewandert waren. Er arbeitet bei einem großen Chemie-
hersteller als Ingenieur. Auf dem Rückweg von der Arbeit
erleidet Herr Manolidis einen Unfall, wobei der Fahrer, der
Herrn Manolidis überfährt, Unfallflucht begeht. Bewusst-
los wird er in eine Klinik eingewiesen. Nachdem die intensiv-
medizinische Überwachung abgeschlossen ist und Herr
Manolidis noch immer keine Reaktion auf Ansprache zeigt

und ein Tracheostoma benötigt, wird er mit der Empfehlung zur baldigen Durchführung einer Rehabilitationsmaßnahme in die Kurzzeitpflege verlegt. Bis zu diesem Zeitpunkt ist in der Klinik nicht bekannt, dass Herr Manolidis Angehörige hat und dass diesen sein Aufenthaltsort nicht bekannt ist. Nachdem die Kurzzeitpflege abgelaufen ist, Herr Manolidis hat inzwischen einen gesetzlichen Betreuer, wird eine Dauerpflege veranlasst. Noch immer wurden Angehörige weder gefunden noch informiert. Eine Rehabilitationsmaßnahme ist inzwischen kein Thema mehr. Nach vier Monaten in einer stationären Pflegeeinrichtung, stellt eine Mitarbeiterin fest, dass Herr Manolidis durch Augenzwinkern kommunizieren kann.

Vergessen

Von ihrem Kinderarzt wird Familie Fresi in die Ambulanz der Kinderklinik zur weiteren Diagnostik überwiesen. Zunächst melden sie sich an der Rezeption an und werden von dort in einen Wartesaal geschickt. Nach knapp zwei Stunden erfolgt die Weiterleitung in ein Untersuchungszimmer. Familie Fresi wartet geduldig auf die Ankunft des Arztes, als um 17 Uhr plötzlich alle Lichter ausgehen. Frau Fresi ist irritiert, verlässt das Untersuchungszimmer und wendet sich an die Rezeption. Dort wird ihr mitgeteilt, dass die Ambulanz ab 17 Uhr geschlossen sei, sie könne sich aber gerne wieder am nächsten Tag vorstellen.

Termin

Herr Becker möchte einen Termin bei seinem Zahnarzt vereinbaren. Die zahnmedizinische Fachangestellte, die den Anruf entgegennimmt, ist zunächst freundlich und fragte ihn nach seinem Anliegen. Herr Becker erklärt den Grund seines Anrufs. Daraufhin wird ihm mitgeteilt, dass er ja zum letzten Termin gar nicht erschienen sei und deshalb nun selbst schuld sei, wenn er Schmerzen habe. Herr Becker antwortet, dass er diesen Termin abgesagt habe, weil sein Vater verstorben sei und er deshalb nicht kommen konnte. »Na gut, dann schauen wir mal, was wir Ihnen da noch anbieten können.«, antwortet die Mitarbeiterin.

Ekel

Herr Fischer hat eine operative Anus praeter Anlage bekommen. In der ersten Zeit kommt es immer wieder zu Problemen, da die Platte sich löst und der Beutel nicht mehr dicht verschließt. Als die Physiotherapeutin Frau Gackstatter sein Zimmer betritt, kann Herr Fischer schon an ihrem Gesichtsausdruck erkennen, dass sie den Geruch unerträglich findet. Er bemerkt, dass sie ihm gegenüber eine größere Distanz einhält und entschuldigt sich höflich. Sie antwortet ihm spontan: »Naja, Sie können ja nichts dafür, aber es stinkt wirklich bestialisch.«

Die Liste dieser Beispiele von Unachtsamkeiten kann sicherlich von jedem Mitarbeiter im Gesundheitswesen spontan ergänzt werden. Allen oben genannten Beispielen gemein ist das Fehlen oder der Mangel von Respekt gegenüber Patienten. Übungen zur Verbesserung der Wahrnehmung und der Kommunikation werden in 7 Kap. 2 und 5 erläutert.

An dieser Stelle wird deshalb lediglich eine Übung beschrieben, die Unachtsamkeit in einer Form deutlich macht, die für alle Mitarbeiter auf positive Art entsprechende Situationen bewusst macht. Ziel der Übung ist es, Achtsamkeit zu ermöglichen, ohne Schuldzuweisungen vorzunehmen.

Übung: Theater
Trainiert die Achtsamkeit
Hilfsmittel: Kostüme, Requisite
Dauer: Tage

⬤ **Theater**

Gründen Sie Ihr eigenes Theater. Sie können dazu einen Workshop in Ihrer Einrichtung anbieten, bei dem Mitarbeiter als Schauspieler, Regisseure, Bühnenbildner, Maskenbildner, Requisite, Moderatoren und Zuschauer auf humorvolle Art Situationen aus ihrem Alltag darstellen. Sie benötigen dazu nichts weiter als Mut und Kreativität.

Überlegen Sie, ob Sie eine Komödie, ein Musical oder ein Märchenspiel aufführen möchten, vergeben Sie gemeinsam die Rollen und schreiben Sie Ihr eigenes Drehbuch. In kleineren Institutionen des Gesundheitswesens können alle Mitarbeiter am Unternehmenstheater beteiligt werden. Das Unternehmenstheater kann dann als ein Teamentwicklungsprozess genutzt werden.

Eine andere Übung, um Unachtsamkeit im Berufsalltag bewusst zu machen, die sie auch alleine ausführen können, ist der Besuch.

Übung: Besuch
Trainiert die Achtsamkeit
Hilfsmittel: keine, ggf. Papier, Stift
Dauer: ein bis zwei Stunden

> ● **Besuch**
>
> Machen Sie einen Besuch in einer anderen Einrichtung des Gesundheitswesens. Vergleichen Sie Ihre Beobachtungen nun mit Ihrer eigenen Einrichtung. Das Ergebnis können Sie in Tab. 4.1 zusammenfassen. Berichten Sie Ihren Kollegen von den Eindrücken Ihres Besuchs und tauschen Sie Erfahrungen aus.

Beantworten Sie nach Ihrem Besuch folgende Fragen

- Wie war Ihr erster Eindruck beim Betreten der Einrichtung?
- Was ist Ihnen im Verlauf des Besuchs aufgefallen? 4 Wie wird in dieser Einrichtung kommuniziert? 4 Wie war der optische Eindruck der Mitarbeiter?
- Gab es bestimmte Verhaltensweisen dieser Mitarbeiter?
- Wie war die Atmosphäre in dieser Einrichtung?

Tab. 4.1 Vergleich

	Meine Einrichtung	Besuchte Einrichtung
Erster Eindruck		
Auffälligkeiten		
Kommunikation		
Optischer Eindruck der Mitarbeiter		
Verhalten der Mitarbeiter		
Atmosphäre		
Geruch		
Patient sein?		
Mitarbeiter sein?		
Hospitation?		
Sonstiges		
[Vergleich der eigenen Institution mit anderen]		

- Wie war der Geruch in dieser Einrichtung?
- Würden Sie sich als Patient in dieser Einrichtung betreuen lassen?
- Würden Sie gerne in dieser Einrichtung arbeiten?
- Könnten Sie sich vorstellen, in dieser Einrichtung eine Hospitation zu machen?

Sie können diese Vergleiche beliebig oft durchführen und dadurch Punkte identifizieren, die an Ihrem Arbeitsplatz verbessert werden können. Beobachten Sie auch, was bei Ihnen besser ist, darauf können Sie mit Recht auch stolz sein.

Respekt

Die wichtigste Voraussetzung für einen wertschätzenden Kontakt zu Patienten und Angehörigen ist es, Respekt für die Person und ihre Individualität zu zeigen und sie so zu akzeptieren, wie sie ist.

Dies ist nicht immer einfach, da sich Patienten und Angehörige aufgrund von Erfahrungen und Charaktereigenschaften gewisse Verhaltensweisen angeeignet haben, die sie als hilfreich im Umgang mit der Institution Gesundheitswesen betrachten. Wenn im Vorfeld negative Erlebnisse stattfanden, sind Mitarbeiter schnell einer gewissen Skepsis ausgesetzt.

Die Mitarbeiter müssen dann ein zuvor verlorenes Vertrauen erst wieder zurückgewinnen und gelegentlich ist dann sogar vonseiten der Patienten und der Angehörigen ein respektloses Verhalten erkennbar.

> Beide Seiten müssen also zunächst Verständnis für das Gegenüber aufbringen, um Verhalten zu verstehen, die Person zu akzeptieren und ihr respektvoll zu begegnen.

Patienten und Angehörige entwickeln Verständnis vor allem durch Beobachtung. Nicht selten äußern sie sogar ihr Bedauern mit der belastenden Arbeitssituation im Gesundheitsberuf. Aussagen, wie: »Wie Sie das schaffen?«, oder: »Sie haben immer so viel zu tun!«, sind keine Seltenheit und zeigen, dass die Arbeit wahrgenommen und gewürdigt wird.

Umgekehrt ist es ebenfalls durch Beobachtung möglich, Verständnis zu entwickeln, wobei die individuellen Probleme des Einzelnen für den Mitarbeiter im Gesundheitsberuf keine Besonderheit darstellen. Viele andere Patienten weisen ähnliche Symptome auf, verschieden sind nur die jeweiligen Bewältigungsstrategien.

Die Bedeutung der Einschränkungen kann man nur ermessen, wenn man zusätzlich zur Beobachtung die Möglichkeit hat, ein Gefühl dafür zu entwickeln. Dazu dienen die folgenden Übungen.

Übung: Gesundheitswesen-Parcours
Trainiert die Achtsamkeit
Hilfsmittel: Medizinbedarf
Dauer: variabel

> ☻ **Selbsttest**
>
> Gesundheitswesen-Parcours: Viele Maßnahmen und Ein-
> schränkungen, mit denen Patienten im Gesundheitswesen
> konfrontiert werden, lassen sich ohne größeren Aufwand
> nachempfinden. Dabei darf natürlich nicht die Gesundheit
> des Mitarbeiters gefährdet werden.

An dieser Stelle werden einige Beispiele für Maßnahmen
genannt, die man ohne gesundheitliche Gefährdung selbst
einmal ausprobieren kann:

– Blutentnahme
– Subkutane Injektion
– Tragen von Inkontinenzmaterial
– Magensonde
– Fixierung
– Fortbewegung mit Hilfsmitteln, z. B. Rollstuhl

Übung: Age-Explorer
Trainiert die Haltung
Hilfsmittel: Anzug
Dauer: variabel

> ☻ **Simulator**
>
> Der Age-Explorer® ist ein »Alterssimulator«, ein »Alters-
> anzug«, bei dem durch verschiedene Einzelfunktionen das
> Sehvermögen, das Hörvermögen und die Motorik an die
> Gegebenheiten im Alter angepasst werden. Der Träger des
> Anzugs kann dann in eindrucksvoller Weise die Lebenswelt
> eines alten Menschen kennenlernen.

Dazu bewegt er sich mit dem Age Explorer in verschiedenen Situationen, beispielsweise beim Busfahren oder beim Einkaufen.

Fazit

- Welche Situation aus Ihrem Berufsalltag haben Sie als besonders unachtsam in Erinnerung?
- Welche(r) Unachtsamkeitsfaktor(en) waren die Ursache dieser Situation?
- Planen Sie für Ihren Arbeitsbereich einen Gesundheitswesen-Parcours: Welche Maßnahmen könnten Sie ausprobieren?

5

Achtung in der Kommunikation

Die wichtigste Stunde ist immer die Gegenwart, der bedeutendste Mensch immer der, der dir gegenüber steht, und das notwendigste Werk ist immer die Liebe.
Meister Eckhart von Hochheim

Dieser Abschnitt beschäftigt sich mit der Kommunikation im Gesundheitswesen. In allen Gesundheitsfachberufen ist Kommunizieren ein elementarer Bestandteil der Beziehung zum Patienten. Dabei wird die verbale Kommunikation gemeinsam mit nonverbalen Elementen berücksichtigt.

Aber auch die Informationsweitergabe und der Kommunikationsstil im Team sind bedeutend für die Kooperation und die Arbeitsatmosphäre.

Wenn Störungen in der Kommunikation auftreten, kann dies zu Konflikten führen, die gezielt bearbeitet werden können.

© Der/die Autor(en), exklusiv lizenziert an Springer-Verlag GmbH, DE, ein Teil von Springer Nature 2023
S. Schmidt, *Take Care,* Top im Gesundheitsjob,
https://doi.org/10.1007/978-3-662-66982-2_5

5.1 Gespräche im Gesundheitswesen

Die Einstellung gegenüber Krankheit und Pflegebedürftigkeit im Allgemeinen und der betroffenen Person im
Speziellen ist abhängig von der eigenen Lebenserfahrung
und der inneren Einstellung gegenüber Leben, Krankheit,
Alter und Tod.

> Diese Haltung wird von Patienten oft intuitiv erspürt
> und verursacht entsprechende Reaktionen. Ein auf-
> geschlossener Umgang kann den Zugang zur Person
> erleichtern, eine ablehnende oder unsichere Haltung ver-
> ursacht oftmals ein distanziertes Verhalten oder gar eine
> offene Ablehnung.

Um die eigene Haltung besser reflektieren zu können, ist
es sinnvoll, sich die folgenden Fragen zu beantworten.

Fragen zur eigenen Einstellung

— Welchen Wert besitzt für mich das Leben?
— Welche Einstellung habe ich gegenüber Alter und
  Krankheit?
— Gibt es in meinem privaten Umfeld Personen mit
  Erkrankungen
— Fürchte ich mich davor, selbst zu erkranken?
— Kann ich offen auf andere Menschen zugehen?
— Bin ich bereit, mit den Betroffenen eine Beziehung auf-
  zunehmen?
— Kann ich auch über schwierige oder peinliche Themen
  sprechen?
— Kann ich aktiv zuhören?

Die innere Haltung ist normalerweise unbewusst und kann durch die Beantwortung der vorangegangenen Fragen besser wahrgenommen werden. Dennoch sollte man versuchen, sich immer wieder in die erkrankte Person hineinzuversetzen und zu überlegen, wie man sich selbst an ihrer Stelle fühlen würde.

In der Beziehung zu einem Patienten oder einem hilfebedürftigen Menschen spielt die Kommunikation eine tragende Rolle. Zunächst werden verschiedene verbale und nonverbale Kommunikationsformen im Gesundheitswesen betrachtet.

Kommunikationsformen

– Aufnahmegespräch
– Aufklärungsgespräch
– Visitengespräch
– Übergabegespräch
– Berichte und Briefe
– Alltagskommunikation

Aufnahmegespräch

Der erste Eindruck bei zwischenmenschlichen Kontakten ist prägend für die weitere Beziehung. Diese Tatsache muss für alle Kommunikationspartner berücksichtigt werden.

> Aus Sicht des Patienten ist der Erstkontakt ausschlaggebend für das mögliche Vertrauensverhältnis. Fühlt er sich in dieser Situation nicht ernst genommen, wird dies sein Vertrauen in die weitere Behandlung und Betreuung beeinträchtigen.

Der Patient wird immer wieder nach unzutreffenden Aussagen und kleinen Fehlern suchen und die Handlungen der Mitarbeiter infrage stellen. Dies gilt auch für Angehörige, die an einem Aufnahmegespräch teilnehmen.

Aus Sicht der Mitarbeiter ist der Erstkontakt insofern ausschlaggebend, als sie den Patienten unbewusst in eine Patientenkategorie einordnen. Für den Patienten ist es sehr schwierig, diese »Schublade« wieder zu verlassen, da die Information im Team normalerweise weitergegeben wird und die weitere Wahrnehmung beeinflusst.

Mögliche Kategorien

- Der Wehleidige
- Der Ungeduldige
- Der Anspruchsvolle
- Der Tapfere
- Der Bescheidene
- Der Geduldige
- Der Uneinsichtige
- Der Kooperative

In Einrichtungen des Gesundheitswesens findet man häufig bestimmte Ausdrücke, die von allen Mitarbeitern verwendet werden, die kein korrekter medizinischer Terminus sind und die überwiegend negative Eigenschaften beschreiben, ohne dass diese diagnostisch abgeklärt wären:

- indolent
- psychisch überlagert
- einfach strukturiert
- persönlichkeitsgestört
- hysterisch
- hypersensibel

Dabei handelt es sich oft um einrichtungsspezifische Begriffe, deren Herkunft unbekannt ist.

Außerdem werden den Patienten schnell medizinische Diagnosen zuerkannt, die ohne spezifische Diagnostik festgelegt werden. Diese Diagnosen können den Patienten schlimmstenfalls lebenslänglich verfolgen.

Häufige Diagnosezuschreibungen

– Demenz
– HOPS
– Minderbegabung
– ADHS
– Depression
– Inkontinenz
– Alkoholabusus

Umgekehrt kann es vorkommen, das das Vorhandensein von Vordiagnosen infrage gestellt wird, etwa bei Schmerzsyndromen oder eingeschränkter Mobilität. Dies kann zu Aussagen führen, wie „Wenn keiner hinschaut, kann Frau Müller sich sehr gut bewegen, sie möchte nur Zuwendung oder Unterstützung erzwingen".

Für ein gelungenes Aufnahmegespräch sind der Zeitpunkt, der Zeitrahmen, der Ort und die Umgebung, die teilnehmenden Personen, die Gesprächsatmosphäre und die Gesprächsführung beeinflussbare Faktoren, die die Qualität bestimmen.

Aufklärungsgespräch

Ein ebenso wichtiges Gespräch aus der Sicht des Patienten ist das Aufklärungsgespräch. Unabhängig von juristischen

Fragestellungen bezüglich der Durchführung und Dokumentation von Aufklärungsgesprächen sind die Inhalte der Aufklärung ausschlaggebend für die Akzeptanz der weiteren Maßnahmen.

> Unter Aufklärungsgesprächen versteht man üblicherweise die Informationsvermittlung vor operativen Eingriffen und die Mitteilung von Diagnosen.

Tatsächlich sind in diesem Abschnitt jedoch sämtliche Aufklärungen über Maßnahmen gemeint, auch wenn es sich aus Sicht der Mitarbeiter um »Kleinigkeiten« handelt. Für den Patienten können diese Kleinigkeiten den Alltag prägen und sein Wohlbefinden beeinflussen. Meistens ist es ausreichend zu wissen, was gemacht wird, warum es gemacht wird und zu welchem Zeitpunkt die Maßnahme stattfinden soll. Ohne diese Informationen kann der Betroffene den Maßnahmen nicht gezielt zustimmen.

Für alle Gesundheitsberufe ist es wichtig zu überlegen, ob der Patient ausreichend über den Sinn und den Umfang von Maßnahmen informiert wurde. Dadurch werden die Akzeptanz gefördert und Missverständnisse reduziert. Nicht selten legt sich der Patient für Maßnahmen, über die er nicht oder nicht ausreichend informiert wurde, eine eigene Erklärung zurecht.

Herr Albert ist an Diabetes mellitus erkrankt. Die Symptome der Erkrankung sind ihm geläufig, allerdings weiß er wenig über Folgeerkrankungen und die Bedeutung der Ernährung. Wegen eines kleinen Eingriffs wird Herr Albert im Krankenhaus aufgenommen. Sein Hausarzt hatte zuvor schon einige Untersuchungen durchgeführt und die Ergebnisse an die Klinik übermittelt. Nach der Aufnahme in ein Dreibettzimmer bemerkt der Patient beim Essen, dass die Mitpatienten ein anderes Essen bekommen als er und sogar zwischen verschiedenen Menüs wählen dürfen. Da er nicht als Nörgler gelten möchte, traut er sich nicht, die Mitarbeiter diesbezüglich anzusprechen. Er legt sich deshalb folgende Erklärungen zurecht:

- Die finden mich zu fett hier und haben mich schon auf Diät gesetzt.
- Hier wird schon am Essen gespart.
- Die anderen Patienten sind wohl in einer besseren Krankenversicherung als ich.

Bei Patienten mit chronischen Erkrankungen oder lange bestehender Pflegebedürftigkeit geht man oft davon aus, dass der Betroffene schon umfassend medizinisch-pflegerisch aufgeklärt wurde und deshalb kein Informationsbedarf mehr besteht. Dies kann, muss aber nicht der Fall sein.

Bei akut auftretenden Veränderungen findet üblicherweise eine Informationsvermittlung statt, abhängig von den Inhalten kann der Patient diese Informationen allerdings gar nicht immer aufnehmen und verarbeiten.

Frau Schweikert ist 82 Jahre alt und wird wegen einer akut aufgetretenen körperlichen Schwäche stationär aufgenommen. Die Diagnostik ergibt einen Herzinfarkt und ein Kolonkarzinom. Im Aufklärungsgespräch wird Frau Schweikert mit dem Ergebnis der Untersuchungen konfrontiert und es werden ihr die erforderlichen therapeutischen Maßnahmen mitgeteilt. Frau Schweikert hört scheinbar aufmerksam zu, stellt kaum Fragen, nickt wiederholt und erscheint gefasst und einverstanden. Am nächsten Tag erklärt sie jedoch, dass sie nun das Krankenhaus verlassen müsse, da sie zuhause Blumen frisch eingepflanzt habe. Verschiedene Mitarbeiter, die Angehörigen und der Seelsorger versuchen nun, die Patientin von der Notwendigkeit der weiteren Behandlung zu überzeugen. Frau Schweikert antwortet jedoch immer lächelnd, dass es sich bei der Diagnose um eine Verwechslung handeln müsse, sie habe weder einen Herzinfarkt noch Krebs, sie sei über die Besorgnis der Mitarbeiter gerührt, müsse nun aber dringend nach Hause gehen.

Die Situation zeigt, wie unterschiedlich die erste und weitere Reaktionen auf Informationen ausfallen können und welche Verhaltensmuster das Ergebnis der Aufklärung bestimmen.

Mögliche Reaktionen auf Informationen

- Wird der Inhalt akzeptiert oder verdrängt?
- Kann der Patient das Gehörte verstehen?
- Kann der Patient die Information verarbeiten?
- Benötigt er weitere Informationen?
- Will er tatsächlich aufgeklärt werden?
- Benötigt er Unterstützung durch andere Personen?
- Möchte er die Information in Ruhe alleine überdenken?
- Möchte er überhaupt darüber reden?

Visitengespräch

Sowohl im Krankenhaus als auch im ambulanten Bereich spielt das Visitengespräch eine gravierende Rolle, die von den Beteiligten in unterschiedlichster Weise wahrgenommen wird.

Ausschlaggebend für die Einschätzung der Gesprächsqualität ist in diesem Fall nicht nur der Inhalt, die Dauer und die Umgebung, sondern auch die Kooperation der Teilnehmer. Beim Visitengespräch werden hierarchische Strukturen besonders deutlich. Manchmal werden diese hierarchischen Strukturen sogar besonders betont, etwa durch ritualisierte Abläufe. Erkennbar werden diese beispielsweise an einfachen Handlungen: Wer öffnet die Tür, wer betritt zuerst den Raum, wer spricht, wer schreibt auf und wer reicht Dinge an?

Auch in der Langzeitpflege und in der häuslichen Umgebung kann ein Visitengespräch enormen Stress für den Patienten oder seine Angehörigen bedeuten.

Stressfaktoren

- Wie bin ich bekleidet?
- Wann kommt der Arzt zu mir?
- Wie sieht meine Wohnung/mein Zimmer aus?
- Was soll ich sagen?
- Was darf ich fragen?

Eine ähnliche Situation stellen Pflegevisitengespräche oder Besuche durch Gutachter und Therapeuten dar.

> Der inhaltliche Aspekt geht durch den ritualisierten Ablauf von Visitengesprächen oftmals verloren. Durch die Anspannung im Vorfeld, durch den Zeitrahmen des Gesprächs und manchmal auch durch die Anzahl der Gesprächsteilnehmer sind Patienten schnell gehemmt und wissen erst nach dem Gespräch wieder, was sie eigentlich noch ansprechen wollten.

Entscheidend sind außerdem die Aspekte Beziehung und Selbstoffenbarung im Visitengespräch. Wenn der Patient sich »überwindet«, ein Thema anzusprechen, das ihn emotional belastet, kann die Reaktion des Gesprächspartners zu Enttäuschung und Hoffnungslosigkeit beitragen.

Frau Hillmann ist an einem Karzinom im Rachenbereich erkrankt und bekommt deswegen Bestrahlungen und Chemotherapie. Die Nebenwirkungen der Therapie belasten sie enorm, insbesondere die Tatsache, dass sie ihre Stimme verloren hat. Im Visitengespräch erkundigt sie sich beim Oberarzt, wie lange diese Nebenwirkung noch anhalten wird. Dieser antwortet, dass er sich über eine so minimale Nebenwirkung gar keine Sorgen mache, vielmehr fände er die katastrophalen Laborwerte bedenklich. Nach der Visite bricht Frau Hillmann in Tränen aus.

Übergabegespräch

Dienstübergaben in mündlicher oder schriftlicher Form erfüllen eine tragende Funktion bei der Informationsweitergabe in allen Einrichtungen des Gesundheitswesens. In diesem Zusammenhang stellt sich nicht nur die Frage, ob die Informationen korrekt und vollständig übergeben werden, es zeigen sich auch Unterschiede bei der Art und Weise, wie Informationen übermittelt werden.

> Bei jeder Übergabe werden nicht nur Fakten übermittelt, begleitet werden diese Fakten immer von Interpretationen, Wertungen, persönlichen Einschätzungen und Meinungsäußerungen. Außerdem finden in Übergaben häufig auch persönliche Gespräche statt, die mit der Arbeitssituation oder mit privaten Erlebnissen zu tun haben.

Für den Mitarbeiter, der die bewertete, persönlich gefärbte Information entgegennimmt, entsteht ein positiver oder negativer Halo-Effekt (Kap. 2), der sein eigenes Tun beeinflusst. Auch wenn er die Information als nicht zutreffend einschätzt oder der Meinungsäußerung widerspricht, wird sein Tun insofern beeinflusst, als er nun seine Einschätzung beweisen möchte.

Annika ist 16 Jahre alt und wird wegen einer Anorexie in einer psychosomatischen Klinik behandelt. Im Rahmen der Therapie versucht sie immer wieder, Regeln und Stationsgebote zu umgehen. Dies wird vom therapeutischen Team der Station in der Übergabe besprochen. Die Bezugspflegekraft gibt die Informationen sichtlich verärgert an die Kollegen weiter. Gleichzeitig vermutet sie, dass es sich bei der Patientin um einen hoffnungslosen Fall handelt und dass man mit dieser Therapieform nicht weiter käme. Sie geht davon aus, dass Annika an einer schweren Persönlichkeitsstörung leide. Eine Kollegin sieht dies völlig anders. Sie äußert Verständnis für die Verhaltensauffälligkeiten und vermutet, dass die Patientin zu wenig Zuwendung erfahre. Das Team spaltet sich unmerklich in zwei Lager, woraufhin eine dritte Mitarbeiterin in den Raum wirft, genau das sei von der Patientin so beabsichtigt. Im weiteren Verlauf können diese verschiedenen Interpretationsformen die soziale Wahrnehmung und Kommunikation mit der Patientin beeinflussen.

Das Beispiel zeigt, dass Inhalte von Übergabegesprächen nicht nur von dem tatsächlichen Geschehen geprägt werden, sondern auch von einer Gruppendynamik im Team und von dem Kommunikationsstil, der in dieser Gruppe üblich ist.

> Manche Teams haben einen eigenen Kommunikationsstil entwickelt, in dem bestimmte Wörter und Sätze verwendet werden und zum Teil auch eine spezielle Haltung gegenüber den Patienten gepflegt wird.

Kommt ein neuer Mitarbeiter in dieses Team, wird ihm dieser spezielle Kommunikationsstil auffallen. Nach einer gewissen Zeit nimmt er die Besonderheit der Kommunikation nicht mehr wahr. Normalerweise passen sich neue Mitarbeiter automatisch an den bestehenden Stil an, äußern sie Kritik, kann dies zu Konflikten in der Gruppe führen.

Bestandteil des teamspezifischen Kommunikationsstils ist oftmals auch eine spezielle Art, über Patienten zu schimpfen, sie abzuwerten, Druck abzulassen und gelegentlich das Verhalten der Patienten zu »pathologisieren«.

Dieser Kommunikationsstil wird von den Mitarbeitern meist als entlastend betrachtet. Spricht man Mitarbeiter gezielt auf dieses Phänomen an, empfinden sie ein solches Verhalten als nicht korrekt.

»Schwierige« Patienten

In diesem Zusammenhang kann man auch häufig beobachten, dass Patienten über die geschimpft wird, auch als »schwierige« Patienten bezeichnet werden. In den meisten Fällen genügt schon die Aussage »Frau X/ Herr Y ist schwierig« und jeder Mitarbeiter vermutet ein bestimmtes Verhalten, das mit »schwierig« gemeint sein könnte.

Übung: »Schwierige Patienten«
Trainiert die Haltung
Hilfsmittel: keine
Dauer: variabel

☻ **»Schwierig«**

»Schwierige Patienten«: Versuchen Sie, das Verhalten von sogenannten »schwierigen« Patienten zu beschreiben. Welche Verhaltensweisen sind mit »schwierig« genau gemeint? Können Sie »schwierig« präzisieren oder handelt es sich eher um ein Verhalten, das nicht der Norm oder den Erwartungen der Mitarbeiter entspricht?

Wenn über »schwierige« Patienten gesprochen wird, sind in den meisten Fällen Patienten gemeint, deren Verhalten als nicht nachvollziehbar oder eigensinnig beschrieben wird. Bedenkt man nun, dass es sich um erwachsene Menschen handelt, die das Recht auf eine eigene Meinung und auf bestimmte Verhaltensweisen besitzen, auch wenn diese Verhaltensweisen für andere Menschen unvernünftig oder gar gesundheitsschädigend erscheinen, ist der Ausdruck »schwierig« sicherlich nicht angemessen.

In Übergabegesprächen sollten Verhaltensweisen konkret beschrieben werden. Wenn Patienten herausfordernd oder verhaltenskreativ sind, kann gemeinsam überlegt werden, warum dies der Fall ist. Eventuell leidet der Patient auch unter einer manifesten psychiatrischen Erkrankung. Formulierungen wie »schwierig«, »nervig« oder »anstrengend« sind genauso unangemessen wie die Ausdrücke »pflegeleicht«, »süß« und »putzig«.

Eine gute Übung, um den Kommunikationsstil und die Ausdrucksweise eines Teams genauer kennenzulernen ist folgende:

Übung: Mitschnitt
Trainiert die Kommunikation
Hilfsmittel: Aufnahmegerät
Dauer: 15 bis 30 min

☻ Mitschnitt

Nehmen Sie mit dem Einverständnis aller Mitarbeiter die Übergabegespräche über einen bestimmten Zeitraum auf und lassen Sie hinterher anhören, was und wie gesprochen wurde. Was fällt beim Anhören auf? Werden bestimmte Begriffe häufig verwendet? Ist die Ausdrucksweise wertschätzend? Werden konkrete Sachverhalte beschrieben?

Bedenken Sie bei dieser Übung, dass die Tatsache, dass Gespräche aufgezeichnet werden, das Kommunikationsverhalten beeinflusst. Beachten Sie auch die Vorgaben des Datenschutzes und löschen Sie jegliche Aufzeichnung im Anschluss endgültig.

Berichte und Briefe

In jeglicher Art der schriftlichen Kommunikation in Gesundheitsberufen werden Informationen über den Patienten weitergegeben, die im juristischen Sinne einer Urkunde entsprechen.

Liest man Berichte oder Briefe findet man dennoch immer wieder Formulierungen, die als Ausdruck einer mangelnden Wertschätzung des Patienten auffallen.

In Pflegeberichten liest man gelegentlich Aussagen wie: »Frau Meier hatte heute total genervt.« Oder: »Der Patient ging den Mitpatienten auf die Nerven.«

Noch häufiger werden Inhalte dokumentiert, die vollkommen nichtssagend sind etwa: »Frau X/Herrn Y geht es gut«, »Der Patient ist unauffällig/unverändert«.

Nicht nur der Inhalt einer schriftlichen Kommunikation sollte mit Achtsamkeit formuliert werden, auch die Form ist ein Ausdruck von Wertschätzung gegenüber der Person. Briefe und Berichte, die kaum leserlich auf einem Stück Papier stehen, sind auch für den Adressaten problematisch.

Besonders beliebt in Einrichtungen des Gesundheitswesens sind Zettel, die überall aufgehängt werden und auf wichtige Informationen aufmerksam machen sollen. Je größer die Anzahl der aufgehängten Papiere, desto geringer ist die Wahrnehmung für den Inhalt. Das gleiche gilt für die Informationsweitergabe in Form von Rundmails.

Generell kommt zur mangelnden Qualität der Kommunikation eine zunehmende Informationsfliut, die den Empfänger oftmals überfordert. Das Filtern von Informationen ist zeitraubend und eine Fehlerquelle.

5.2 Alltagskommunikation

Sowohl alltägliche, oberflächliche Gespräche als auch tiefergehende Gespräche mit dem Patienten erfüllen eine wichtige Funktion im Zusammenhang mit Erkrankung, Pflegebedürftigkeit, Abhängigkeit, Heilung und Genesungsprozess.

Etliche Faktoren spielen bei der alltäglichen Kommunikation eine wichtige Rolle und beeinflussen die Qualität der Beziehung zum Patienten. Kommunikation dient in diesem Zusammenhang nicht nur der Informationsweitergabe, sie kann im Alltag auch andere Funktionen übernehmen.

Weitere Faktoren der Kommunikation

– Zuwendung
– Aufmerksamkeit
– Ablehnung
– Desinteresse
– Oberflächliche Kommunikation
– Austausch von Floskeln
– Ausdruck von Nähe und Distanz
– Ausdruck von Empathie
– Höflichkeit
– Zwang zur Kommunikation
– Neugier

Bei dieser Aufzählung werden sowohl positive als auch negative Elemente genannt. Die Möglichkeit zu kommunizieren ist prinzipiell ein Ausdruck von Aufmerksamkeit und Zuwendung, kann aber genauso gut Ablehnung und Desinteresse beim Kommunikationspartner signalisieren.

Übung: Analyse
Trainiert die Kommunikation
Hilfsmittel: keine
Dauer: wenige Minuten

> 😊 **Analyse**
>
> Wenn Sie mit einem Patienten ein Gespräch geführt haben,
> ist es sinnvoll, gelegentlich dieses Gespräch zu analysieren.

Bedenken Sie dabei folgende Fragen

– Wie habe ich mich in der Gesprächssituation gefühlt?
– Wie hat sich mein Gesprächspartner vermutlich gefühlt?
– War das Gespräch inhaltlich wichtig?
– War der Gesprächseinstieg gelungen?
– War die Gesprächsdauer angemessen?
– Hatten beide Partner ähnliche Anteile am Gespräch?
– Gab es ein Ergebnis?
– War das Ergebnis für alle Beteiligten akzeptabel?
– Wie wurde das Gespräch beendet?

Diese Fragen können auch für oberflächliche Gespräche verwendet werden.

Um die Qualität der Kommunikation mit Patienten und Angehörigen zu verbessern, können verschiedene Elemente betrachtet werden, die die Güte des Gesprächs ausmachen.

Prägende Elemente des Gesprächs

– Ansprache mit Namen
– Duzen oder Siezen aller Gesprächspartner

- Qualität der Beziehung: Sympathie oder Antipathie
- Dauer der Beziehung
- Inhalt
- Tonfall
- Lautstärke
- Dialekt
- Wortwahl
- Ausdrucksweise
- Blickkontakt
- Position der Gesprächspartner: stehend, sitzend, liegend
- Körperhaltung
- Umgebung
- Zuhörer, z. B. Mitpatient, Angehörige
- Distanz
- Körperkontakt (Kap. 6)
- Gesprächsdauer

Möchte man sein eigenes Kommunikationsverhalten genauer beobachten, können die oben genannten Elemente in Form einer Checkliste einzeln betrachtet werden.

Telekommunikation

Die Telekommunikation ist eine schnelle, unkomplizierte Möglichkeit der Informationsweiterleitung. Beeinträchtigt wird diese Kommunikationsform jedoch durch das völlige Fehlen nonverbaler Informationen, die Mimik und Gestik des Gesprächspartners ist beispielsweise beim klassischen Telefonat komplett ausgeschaltet. Ein Videomeeting kann deshalb zu einer Verbesserung der Kommunikationsqualität führen.

> Den meisten Menschen fällt es leichter, Informationen weiterzugeben, die nicht wahr sind, wenn sie den Gesprächspartner nicht sehen.

Darüber hinaus hat die telefonische Kommunikation noch weitere Nachteile, die die Qualität des Gesprächs beeinträchtigen können.

Nachteile von Telefonaten

- Missverständnisse treten häufiger auf
- Der Wahrheitsgehalt ist schwieriger zu überprüfen
- Beeinflusst wird die Atmosphäre nicht nur durch das Gespräch selbst, sondern auch durch die Rahmenbedingungen:
  - Wie lange dauert es, bis das Gespräch angenommen wird?
  - Wie lange dauert es, bis der richtige Gesprächspartner in der Leitung ist?
  - Wie wird der Anrufer begrüßt?
  - Wie lange dauert das Gespräch?
- Der Datenschutz ist komplizierter einzuhalten:
  - Wer ist der Anrufer?
  - Wer hört mit?
  - Welche Informationen dürfen weitergegeben werden?

> Telefonate im Gesundheitswesen werden oft als belastend empfunden, wenn der Anrufer ähnlich wie in einem Call-Center mehrere Anläufe benötigt, um den richtigen Gesprächspartner zu erreichen. Umgekehrt empfinden Mitarbeiter das permanente Klingeln des Telefons als belastende Unterbrechung ihrer Arbeit.

Problematisch ist auch die juristische Gültigkeit von Informationen, die durch das Telefon oder andere Medien weitergegeben werden.

Durch den rasanten technischen Fortschritt und moderne Formen der Telekommunikation, wie E-Mail, Internettelefonie, Telemedizin, Chat, Foren und ähnliche Kommunikationsmittel verliert der Informationsaustausch zwar an persönlicher Ansprache, allerdings werden Informationen dadurch auch frei zugänglich und sind sowohl für Mitarbeiter als auch für Patienten schnell verfügbar.

5.3   Typische Situationen

Im folgenden Abschnitt werden beispielhafte Situationen beschrieben, die im Zusammenhang mit der Kommunikation auftreten. Die Beispiele sollen dazu beitragen, den eigenen Alltag in einem Gesundheitsberuf sensibler wahrzunehmen.

Es handelt sich überwiegend um Ausschnitte aus Gesprächen in verschiedenen Einrichtungen des Gesundheitswesens. Unabhängig von der Art der Einrichtung können derartige Situationen jedoch in allen medizinisch-pflegerischen Institutionen in ähnlicher Form vorkommen.

Gespräch 1
Patient betritt die Einrichtung: »Guten Tag«
   Mitarbeiter (ohne Aufzuschauen): »Der letzte macht die Tür zu, es zieht.«

Gespräch 2
Patient betritt die Einrichtung: »Guten Tag«
   Mitarbeiter: »Moment, ich habe jetzt keine Zeit, setzen Sie sich dort bitte hin.«

Patient wartet geduldig. Nach 40 min wendet er sich wieder an den Mitarbeiter: »Entschuldigung…«

Mitarbeiter: »Ja wo stecken Sie denn, ich warte schon die ganze Zeit auf Sie!«

Gespräch 3

Patient wendet sich an den Empfang: »Entschuldigung, ich suche die Röntgen…«

Mitarbeiter deutet auf ein Schild: »Können Sie nicht lesen?«

Gespräch 4

Angehöriger wendet sich auf der Suche nach dem Patienten an den Empfang: »Entschuldigung, ich suche…«

Mitarbeiter: »Haben Sie Ihre Karte dabei?«

Gespräch 5

Patient muss zur Toilette, kann aber den Weg dorthin nicht ohne Hilfe zurücklegen: »Könnten Sie mich bitte zur Toilette begleiten?« Mitarbeiter ruft im Vorübergehen: »Ich sage Bescheid.«

Gespräch 6

Patient: »Ich soll mich hier melden.«

Mitarbeiter: »Warum?«

Patient: »Wegen einer Untersuchung.«

Mitarbeiter: »Das müsste ich schon ein bisschen genauer wissen.«

Patient: »Ich glaube ein Ultraschall.«

Mitarbeiter: »Na, da sind Sie hier verkehrt.«

Gespräch 7

Mitarbeiter: »So, dann nehmen wir Sie hier mal auf.«
Patient: »Wieso, ich muss nach Hause.«
Mitarbeiter: »Das geht jetzt aber nicht, ich komme dann später noch einmal zu Ihnen, wir müssen da erst noch einiges abklären.«

Gespräche im Gesundheitswesen sind durch einen hohen Zeitdruck geprägt. Dies führt im Arbeitsalltag zu typischen Gesprächsverläufen.

Häufige Besonderheiten

- Unterbrechen
- Gespräch »abwürgen«
- Standardformulierungen
- Vertrösten auf einen späteren Zeitpunkt
- Entscheidungen abnehmen

Inhaltlich bleibt der Patient dann häufig sich selbst überlassen und interpretiert das Gespräch abhängig von seinem Kenntnisstand. Nach dem 4-Ohren-Modell nach Schulz von Thun kann der Patient als Appell an seine Person entnehmen, dass er sich noch gedulden möge, im Moment sei für weitere Informationen noch keine Zeit. Der Appell des Patienten beinhaltet meist Aussagen, die seine Hilfsbedürftigkeit ausdrücken. Der Beziehungsaspekt derartiger Gespräche ist von den individuellen Kommunikationspartnern abhängig, oftmals kommt jedoch in solchen Kontakten nur schwer eine Beziehung zustande. Der Selbstoffenbarungsaspekt dieser Kommunikation kann die Information beinhalteten, dass der Gesprächspartner sich gerne intensiver mit der Person beschäftigen würde.

Wortwahl

Bestimmte Ausdrücke und Floskeln finden sich traditionell in der medizinisch-pflegerischen Sprache, die meist unbewusst verwendet werden. An dieser Stelle werden einige Beispiele genannt.

Müssen

Von frühester Kindheit an verbindet man mit dem Wort »müssen« eine Aufgabe, eine Verpflichtung, eine Notwendigkeit, einen Zwang und ganz prinzipiell ein negatives Ergebnis.

- Du musst jetzt in den Kindergarten gehen.
- Du musst jetzt dein Zimmer aufräumen.
- Immer muss ich alles dreimal sagen.
- Du musst jetzt Hausaufgaben machen.
- Du musst dich anstrengen, damit du Abitur machen kannst.
- Muss ich heute noch irgendetwas machen?

Im Gesundheitswesen wird der Ausdruck »müssen« ebenfalls mit negativen Erwartungen verknüpft.

- Sie müssen abnehmen.
- Sie müssen dieses Medikament dreimal täglich einnehmen.
- Müssen Sie zur Toilette?
- Ich muss Sie jetzt in die Röntgenabteilung bringen.
- Wir müssen Sie operieren.
- Sie müssen hier unterschreiben.
- Wir müssen unsere Verweildauer verbessern.
- Muss ich sterben?

Der Ausdruck »müssen« unterstreicht die Autorität des Gesprächspartners und schränkt die Wahlmöglichkeiten ein. Für die Person, die auf diese Art angesprochen wird, erscheint die Situation keinerlei Alternativen anzubieten. »Müssen«-Sätze können positiver formuliert werden.

- Es ist von Vorteil, wenn Sie es schaffen abzunehmen.
- Dieses Medikament sollten sie dreimal täglich einnehmen.
- Kann ich Sie zur Toilette begleiten?
- Sie haben einen Termin in der Röntgenabteilung, kennen Sie den Weg dorthin?
- Eine Operation ist im Moment die beste Möglichkeit, um Ihre Beschwerden zu lindern.
- Wenn Sie das gelesen haben und damit einverstanden sind, können Sie hier unterschreiben.
- Wir haben im letzten Jahr eine gute Arbeit geleistet, in einigen Bereichen können wir uns noch weiter verbessern.

Der einzige Vorteil einer »Muss ich«-Frage, ist die Tatsache, dass sie eine klare »Ja« oder »Nein« Antwort verlangt. Der Gesprächspartner wird aufgefordert, seine Position festzulegen. Wenn der Gesprächspartner jedoch nicht klar antworten möchte, kann er um das Thema herumreden.

Bei »Muss ich«-Fragen sollten Sie immer überlegen, ob der Fragesteller tatsächlich eine klare Antwort haben möchte. Manchmal sind »Muss ich«-Fragen auch Ausdruck der Verzweiflung, um den Gesprächspartner aufzufordern, einen Hoffnungsschimmer als Antwort anzubieten. In diesem Fall ist es nicht erwünscht, lediglich ein »Ja« oder »Nein« zu hören.

Folgende Fragen würden Sie vermutlich nicht einfach mit »Ja« oder »Nein« beantworten:

- Muss ich für immer im Rollstuhl sitzen?
- Muss ich ins Pflegeheim?
- Muss mein Bein amputiert werden?
- Muss ich sterben?

»Muss ich«-Fragen sind als Ausdruck von Befürchtungen, Sorgen und existenziellen Ängsten (Kap. 7) zu betrachten.

Wir

Das Wort »wir« wird im Gesundheitswesen in zweierlei Hinsicht verwendet. Zum einen soll es ausdrücken, dass eine Person etwas tun möchte, dies aber nicht direkt ausspricht. »Wir« beinhaltet in diesem Zusammenhang den Patienten und den Mitarbeiter. Beide Gesprächspartner »verbünden« sich, ohne dass einer der Partner dieser Verbindung aktiv zustimmen kann.

- Wollen wir mal sehen, was Ihnen fehlt?
- Wollen wir mal ans Waschbecken gehen?
- Wollen wir jetzt mal anfangen?

Im Alltag wird das Wort »wir« in dieser Bedeutung kaum verwendet. In anderen Berufsgruppen ist es nicht erforderlich, sich mit dem Kunden zu verbünden.

Wollen wir

Stellen Sie sich vor, Sie würden zum Metzger gehen, um Hackfleisch zu kaufen. Wenn der Metzger zu Ihnen sagen würde:

»Wollen wir mal ein halbes Pfund Hackfleisch einpacken?«, wären Sie sicher irritiert.

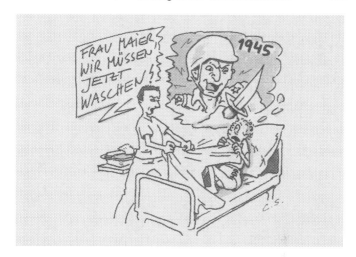

Abb. 5.1 Kommunikation

In der zweiten Bedeutung des Ausdrucks »wir« ist die Gesamtheit der Mitarbeiter beinhaltet. Auch dies kann für den Patienten irritierend sein und seine Handlungsmöglichkeiten einschränken (Abb. 5.1).

- Wir wollen Ihnen doch nur helfen.
- Wir wollen doch nur nicht, dass Sie verhungern.
- Wir müssen das Bettgitter hoch machen, wir wollen doch nicht, dass Sie aus dem Bett fallen.

In dieser Funktion impliziert das Wort »wir«, dass die Mitarbeiter einer Institution oder die kooperierenden Fachleute diese Meinung vertreten. Der Sprecher könnte genauso gut das Wort »ich« verwenden und seine Meinung dadurch eindeutig formulieren. Einfacher ist es manchmal, sich hinter dem Wort »wir« zu verstecken. Es beinhaltet die Aussage, dass alle Fachleute diese Ansicht als richtig erachten und sich ohne den Patienten »verbünden«

Der Patient einerseits und die Gesamtheit der Mitarbeiter andererseits bilden dadurch zwei Fronten: »Wir« auf der einen Seite und »Sie« auf der anderen Seite. Diese Lagerbildung kann ebenfalls Druck auf den Patienten ausüben und ihn dazu bringen, »unsere« Entscheidung zu akzeptieren.

»Wir« kann durchaus auch positive Aspekte beinhalten, etwa dann wenn dadurch zum Ausdruck gebracht wird, dass die Mitarbeiter für den Patienten in fürsorglicher Weise arbeiten möchten.

– Wir sind für Sie da.
– Wir passen auf Sie auf.
– Wir sorgen für Sie.
– Wir helfen Ihnen.

Allerdings könnte auch in diesem Fall genauso gut eine direkte Ansprache in der »Ich-Form« verwendet werden. In allen Bereichen des Gesundheitswesens kann man beobachten, dass Ausdrücke unbewusst eingesetzt werden, um den Patienten zu beeinflussen.

Da es sich bei jeglicher Form der Kommunikation auch um eine therapeutische Intervention handelt, kann die Wortwahl gezielt verwendet werden, um in Form einer positiven Sprache Ziele zu erreichen.

Positive Sprache

Die Kommunikation im Gesundheitswesen ist eher symptom-, defizitund problemorientiert. Durch die Wortwahl, durch Standardfloskeln und durch Befragungen des Patienten werden negative Aspekte betont.

- Sind Sie inkontinent?
- Wie lange können Sie schon nicht mehr richtig schlafen?
- Können Sie sich noch alleine versorgen?
- Wer richtet Ihre Medikamente?
- Seit wann ist Ihr Gedächtnis beeinträchtigt?

Sprache kann auch positiv eingesetzt werden, um zum Ausdruck zu bringen, welche Kompetenzen der Patient besitzt. Schließlich hat der Betroffene es vor dem Kontakt mit der behandelnden Institution in irgendeiner Weise geschafft, den Alltag zu bewältigen. Möglicherweise hat er dabei Unterstützung durch professionelle oder Laienhelfer in Anspruch genommen. Dieses soziale Netz hat dazu beigetragen, seine Fähigkeiten zu erhalten oder Defizite auszugleichen.

Übung: Lösung
Trainiert die Haltung
Hilfsmittel: keine
Dauer: variabel

Lösung

Versuchen Sie, nicht nur die Defizite zu betrachten, sondern auch die Fähigkeiten und Strategien, die der Patient und sein soziales Netz anwenden, um mit diesen Defiziten im Alltag zurechtzukommen. Welche Lösungen hat er für seine Probleme entwickelt? Kann er mit diesen Strategien auch in Zukunft selbstbestimmt leben?

Betonen Sie in der Kommunikation positive Aspekte, die der Patient eventuell gar nicht bewusst wahrnimmt. Dadurch wird zum einen das Selbstbewusstsein des

Betroffenen gestärkt, zum anderen können noch vorhandene Potenziale besser erkannt werden.

Dr. Schwarz spricht mit Frau Aumüller über Ihre Lebenssituation im Pflegeheim:
Dr. Schwarz: »Guten Tag, Frau Aumüller. Ich freue mich, Sie so munter anzutreffen.«
Fr. Aumüller: »Guten Tag, Herr Doktor, aber ich fühle mich eigentlich gar nicht so gut. Ich habe schon wieder solche Schmerzen. Ich kann ja kaum mein Zimmer verlassen, selbst der Weg zur Toilette ist eine Qual.«
Dr. Schwarz: »Aber bisher können Sie das alles noch gut alleine bewältigen. Ich finde das beachtlich.«
Fr. Aumüller: »Ja, wissen Sie, ich habe mich auch nie in meinem Leben einfach hängen lassen, das hätte ich mir gar nicht erlauben können. Ich musste mich ja um die Familie kümmern und bin nebenher noch arbeiten gegangen.«
Dr. Schwarz: »Deshalb sind Sie heute auch noch so mobil und unabhängig, trotz Ihrer Schmerzen. Wenn Sie möchten, kann ich Ihnen auch ein Schmerzmittel verordnen, ich denke aber mit ein bisschen Gymnastik und einer Wärmflasche wird es auch wieder besser.«
Fr. Aumüller: »Das stimmt. Ich mache ja jeden Tag meine Übungen, morgens und abends. Das hilft mir auch.«
Dr. Schwarz: »Das sollten Sie auch unbedingt fortführen.«
Fr. Aumüller: »Das werde ich auch.«

Das Gespräch zeigt, dass positive Formulierungen die Kommunikation in eine lösungsorientierte Richtung lenken können.

Übung: Positive Sprache
Trainiert die Haltung
Hilfsmittel: keine

Dauer: variabel

> ☻ **Positiv**
>
> Positive Sprache: Versuchen Sie, einzelne Gespräche mit
> Patienten aber auch mit Angehörigen im Hinterkopf zu
> speichern. Analysieren Sie nun Ihre Sprache: Haben Sie
> positive oder negative Formulierungen verwendet? Welche
> Sprache hat der Gesprächspartner eingesetzt? Können Sie
> die negativen Anteile positiv umformulieren?

Achten Sie im nächsten Gespräch bewusst auf positive
Formulierungen und beobachten Sie die Reaktion des
Gesprächspartners.

Buchtipp

Weitere Anregungen finden Sie in dem Buch »Wie bitte?« –
Kommunikation in Gesundheitsberufen 2. A. von Renate
Tewes, Springer-Verlag 2015.

Insbesondere bei kognitiv beeinträchtigten Patienten
bleibt am Gesprächsende immer wieder die Frage offen,
was von den Inhalten überhaupt beim Kommunikationspartner angekommen ist.

Das miteinander reden im Dialog kann man üben.
Allerdings ist es sinnvoll diese Übung mit vertrauten
Personen im Alltag durchzuführen, da es im Patienten-
gespräch eventuell befremdlich wäre, wenn hinterfragt
wird, was der Gesprächspartner verstanden hat. Das Ver-
trauensverhältnis könnte in diesem Fall gestört werden.

Übung: Was?
Trainiert die Kommunikation
Hilfsmittel: eine Person
Dauer: variabel

Diese Übung können Sie mit Ihrem Partner, Ihren Kindern oder Freunden und Bekannten durchführen. Sie sollten zunächst eine geeignete Person auswählen und diese über den Sinn und den Ablauf der Übung informieren.

☺ Was?

Beginnen Sie ein vollkommen normales Gespräch über Themen, über die Sie mit dieser Person sonst auch sprechen. Allerdings unterbrechen Sie das Gespräch in kurzen Abständen, um sich zu erkundigen, was gesagt wurde. Ihr Gesprächspartner macht das Gleiche. Im Verlauf des Gesprächs fragen beide Partner immer wieder: »Was hast du gesagt?«

Oder auch »Wie bitte?«, oder »Habe ich das richtig verstanden?«. Auch wenn Ihnen und Ihrem Gesprächspartner der Verlauf der Kommunikation albern erscheint, stellen Sie im Nachhinein fest, dass Sie die Inhalte des Gesprächs intensiver ausgetauscht haben.

Miteinander schweigen

Im Gesundheitswesen gibt es immer wieder Situationen, in denen der Patient durch ungünstige Diagnosen oder durch unerwartete Mitteilungen erst einmal schockiert ist. Stellt man fest, dass eine Information den Betroffenen überfordert, neigt man dazu, die Situation zu verlassen. Die Mitteilung: »Ich komme später noch einmal auf Sie zu.«, oder: »Darüber können wir beim nächsten Mal reden.«, ist eine zeitsparende Strategie, um das Schweigen des Patienten zu durchbrechen.

Mit einer Person zu schweigen, signalisiert aber auch, dass man bereit ist, das Schweigen zu ertragen und sich Zeit für die Person zu nehmen.

Fazit

- Beobachten Sie typische Gesprächssituationen an Ihrem Arbeitsplatz.
- Versuchen Sie, Ihre persönlichen »Lieblingswörter« zu identifizieren und zu bewerten. Wenn Sie diese Begriffe als kontraproduktiv betrachten, versuchen Sie sie nach und nach aus Ihrem Wortschatz zu eliminieren.

6

Achtung Körperkontakt

Es gibt keine Freiheit ohne gegenseitiges Verständnis.
Albert Camus

Der Körperkontakt ist in Einrichtungen des Gesundheitswesens vollkommen selbstverständlich und unvermeidlich. Dabei wird immer die soziale Distanz durchbrochen, die für jeden Menschen einen Schutzraum darstellt.

Das Unterschreiten der intimen Distanz und somit das Eindringen in die Intimsphäre des Patienten ist von verschiedenen Faktoren abhängig, beispielsweise kulturelle Besonderheiten, kognitive Fähigkeiten des Patienten und damit das Verständnis für den Sinn der Maßnahme, Alter des Patienten und bisherige Erfahrungen mit Intimsphäre und Sexualität.

Sexuell traumatisierte Patienten verarbeiten Erfahrungen im Gesundheitswesen anders, wobei die Kommunikation über sexuelle Themen insgesamt schwierig und unangenehm ist.

© Der/die Autor(en), exklusiv lizenziert an Springer-Verlag GmbH, DE, ein Teil von Springer Nature 2023
S. Schmidt, *Take Care,* Top im Gesundheitsjob,
https://doi.org/10.1007/978-3-662-66982-2_6

6.1   Soziale Distanz

Die Proxemik, die Lehre des Nähe-Distanz-Verhältnisses, beschäftigt sich mit dem Raumverhalten als Bestandteil der nonverbalen Kommunikation.

Dabei werden Distanzen bestimmt, deren Unterschreitung für den Gesprächspartner als unangenehm empfunden werden. Die Messungen weisen kulturelle Unterschiede auf.

Distanzen für Mitteleuropäer nach dem Begründer der Proxemik Edward Hall

- Öffentliche Distanz: über 360 cm
- Soziale Distanz: 120 bis 360 cm
- Persönliche Distanz: 45 bis 120 cm
- Intime Distanz: unter 45 cm

Die Distanzregeln im Verlauf der Corona Pandemie haben einerseits gezeigt, wie schwer es ist, Distanzen einzuhalten und andererseits, wie unangenehm es ist, wenn Distanzen nicht berücksichtigt werden.

Kontakte im Gesundheitswesen finden größtenteils im Bereich der persönlichen Distanz statt, allerdings wird häufig auch im Bereich der intimen Distanz agiert.

> Die persönliche Distanz ist für Patienten im Kontakt zu Gesundheitsberufen eher unproblematisch, da normalerweise eine persönliche Beziehung zwischen den Akteuren entsteht – dies ist jedoch nicht immer der Fall. Die Unterschreitung der intimen Distanz, also das Vordringen in die Intimsphäre, kann als unangenehm und peinlich empfunden werden.

6.2   Intimsphäre

Das Vordringen in die Intimsphäre eines Patienten, also das Unterschreiten der intimen Distanz, ist im Gesundheitswesen dann besonders unangenehm, wenn es mit Nacktheit verbunden ist. Dies ist im Gesundheitswesen besonders häufig der Fall. Ein großer Teil medizinisch-pflegerischer Maßnahmen ist nur möglich, wenn der Patient zumindest teilweise entkleidet ist.

Laura ist elf Jahre alt und muss wegen starker Kopfschmerzen eine Kernspintomographie durchführen lassen. Sie wird in einen großen Raum gebracht, indem mehrere Ärzte vor Computern sitzen und Befunde erstellen. Hier befindet sich auch eine kleine Umkleide. Laura wird angewiesen, sich bis auf die Unterwäsche auszuziehen, dann den großen Raum zu durchqueren, um zum Untersuchungszimmer zu gelangen. Laura verweigert dies. Das Durchqueren des Raums in Unterwäsche ist für sie unvorstellbar.

Das Entkleiden, Umkleiden und das Tragen spezieller Kleidung, beispielsweise Netzhosen, Flügelhemden oder Inkontinenzmaterial, beinhalten mehrere unangenehme Aspekte.

Unangenehme Faktoren

- Der nackte Körper wird sichtbar
- Die Unterwäsche wird sichtbar
- Verschiedene Besonderheiten werden sichtbar, z. B.:

  - Narben
  - Hautveränderungen
  - Gewichtsveränderungen
  - Soziale Herkunft anhand der Qualität der Kleidung

- Pflegezustand
- Kontinenzprobleme

Gerade ältere Patienten empfinden das Unterschreiten der intimen Distanz als besonders peinlich, da sie aufgrund ihrer Erziehung Nacktheit außerhalb der persönlichen Umgebung vermeiden.

Herr Bühler wurde in einer stationären Einrichtung aufgenommen. Zunächst gefällt ihm das Ambiente sehr gut und er fühlt sich geborgen. Nach einigen Tagen kommt sein Hausarzt, um nach ihm zu sehen. Er erkundigt sich, ob Herr Bühler sich in der neuen Umgebung schon gut eingelebt hat.

Herr Bühler antwortet: »Ach Herr Doktor, es ist ja eigentlich sehr schön hier, aber lassen Sie sich nicht täuschen. Ich kann kaum glauben, wo ich hier hin geraten bin. Ich sage es Ihnen ganz offen, das ist ein Freudenhaus. Jede Nacht schleicht sich so eine Dame, Sie wissen schon, an mein Bett, nimmt meine Decke weg und fasst an meinen Penis. Sie fummelt dann da rum und ich will das gar nicht, ich war mit meiner Frau immer sehr glücklich verheiratet.«

Bei der vermeintlichen Prostituierten handelte es sich um die Nachtschwester, die Herrn Bühler die Urinflasche anlegen möchte, ohne dass der Mitpatient im Zimmer gestört wird.

Normalerweise ist das Eindringen in die Privatsphäre oder Intimsphäre für Patienten im Gesundheitswesen nachvollziehbar, da ihnen die Notwendigkeit von medizinisch-pflegerischen Maßnahmen bewusst ist.

Im Kontakt zu Patienten mit kognitiven Einschränkungen fehlt dieses Verständnis häufig, der Patient fühlt sich dann bedrängt oder sexuell genötigt.

Frau Huber ist an einer fortgeschrittenen Demenz erkrankt. Sie wird in einer spezialisierten Einheit betreut und fühlt sich dort sehr wohl. Zu Eskalationen kommt es jedoch jeden Abend nach dem Abendessen. Frau Huber sitzt dann im Speisesaal und wird nach dem Essen von den Mitarbeitern befragt, ob sie zur Toilette gehen möchte. Da die alte Dame aufgrund ihrer Orientierungsstörung den Weg dorthin nicht kennt, wird ihr Begleitung angeboten.

Frau Huber ist jedoch der Meinung, dass sie sich nicht in einer Gesundheitsinstitution aufhält, vielmehr vermutet sie, sie sei in einer Gaststätte zum Abendessen. Unverständlich ist ihr, warum der Wirt des Gasthauses sie zur Toilette begleiten möchte. Sie befürchtet eine offene sexuelle Andeutung hinter diesem Angebot und ist darüber schockiert

Ähnliche Situationen finden überall im Gesundheitswesen statt. Besonders häufig beobachtet man Ereignisse, die sexuell motiviert erscheinen, in Fachbereichen, die sich mit den Genitalorganen beschäftigen, beispielsweise gynäkologische oder urologische Einheiten. Auch dermatologische oder psychiatrische Erkrankungen können als verdächtig für sexuelle Handlungen empfunden werden.

> Gelegentlich befürchten auch Patienten, die eine Narkose erhalten, dass während dieser Zeit Handlungen an ihnen vorgenommen werden, die sie nicht kontrollieren können. Durch die Tatsache, dass sexueller Missbrauch im Gesundheitswesen immer wieder einmal in den Medien auftaucht, werden solche Befürchtungen verstärkt.

Sexualität

Der Umgang mit Sexualität ist in allen Bereichen des Gesundheitswesens ein peinliches, unangenehmes Thema für Patienten, aber auch für Mitarbeiter.

Erkrankungen, die mit einer Veränderung an den Geschlechtsorganen verbunden sind, werden von den Betroffenen nach Möglichkeit verheimlicht. Auch in der Kommunikation mit Mitarbeitern des Gesundheitswesens versuchen Patienten oftmals, die Symptome zu umschreiben.

Sprache

Problematisch ist auch die Auswahl der richtigen Vokabeln für den Patienten. Wie soll er Geschlechtsorgane oder Geschlechtsverkehr benennen?

In anderen Kulturen gelten für den Umgang mit Erkrankungen, die die Geschlechtsorgane betreffen, und für Untersuchungen, die in die Intimsphäre vordringen, teilweise spezielle Regelungen. So ist es beispielsweise in vielen arabischen Ländern nicht erlaubt, dass ein Arzt eine Frau gynäkologisch untersucht ohne die Erlaubnis ihres Ehemanns. Außerdem kann es in diesen Ländern, aber auch in Indien notwendig sein, während jeglicher Manipulation an den Genitalorganen, den Unterleib mit einem Tuch abzudecken.

> Werden nun Patienten aus diesen Kulturkreisen in westlichen Gesundheitseinrichtungen betreut, ist es sinnvoll, diese Vorschriften nach Möglichkeit soweit es geht zu berücksichtigen. Wenn Unklarheiten bestehen, ist es immer besser, sich zuerst über die Gegebenheiten zu informieren.

Sexualität ist auch ein Thema in Langzeitpflegebereichen, in Wohnheimen und in der Betreuung von Behinderten und chronisch psychisch Erkrankten.

Der Einsatz von Prostituierten in Langzeitpflegeein-
richtungen wird immer wieder kontrovers diskutiert.
Dabei ist zu bedenken, dass Sexualität auch im Alter oder
bei körperlicher Behinderung ein normales Bedürfnis ist
und nicht zwingend mit Geschlechtsverkehr verbunden
sein muss. Das Bedürfnis nach Zärtlichkeit, Körperkontakt und liebevoller Zuwendung wird im normalen
Alltag einer medizinisch-pflegerischen Einrichtung nicht
erfüllt.

Strittig ist in diesem Zusammenhang die Fragestellung,
inwieweit sexuelle Handlungen in diesen Einrichtungen
von den Mitarbeitern zugelassen werden können.

> Nicht immer ist eindeutig festzustellen, ob sexuelle Hand-
> lungen von beiden Partnern freiwillig gewünscht werden.
> Besonders schwierig ist diese Einschätzung bei sexuell
> traumatisierten Menschen.

Die hohe Dunkelziffer von Missbrauch und Misshandlung
führt dazu, dass in allen Bereichen des Gesundheitswesens
Patienten anzutreffen sind, die in der Vergangenheit
Opfer sexueller Gewalt geworden sind. Die traumatischen
Erlebnisse hinterlassen tiefe Spuren in der Psyche der
Betroffenen, sodass alltägliche medizinisch-pflegerische
Maßnahmen eine Assoziation zu dem Missbrauch und
eine damit verbundene Re-Traumatisierung hervorrufen
können.

Da Mitarbeiter in Gesundheitsberufen alltäglich in die
Intimsphäre des Patienten eindringen müssen, beispielsweise bei der Intimpflege, bei Manipulationen durch
Katheter, bei Injektionen, beim Schreiben eines EKG`s,
bei Untersuchungen, selbst bei kleinen Maßnahmen, wie
Blutdruck messen, sollte die Gefahr bedacht werden, dass
der Patient diese Maßnahme falsch einordnet.

> Bevor Sie die intime Distanz unterschreiten, sollten Sie immer eine Erlaubnis einholen. Fragen Sie den Patienten vorher, ob Sie diese Maßnahme durchführen dürfen. Wenn Sie befürchten, dass eine dringend notwendige Maßnahme falsch eingeordnet werden kann, sollten Sie diese Maßnahme immer zu zweit durchführen.

In vielen Einrichtungen ist es üblich, den Patienten vorab zu fragen, welches Geschlecht des Mitarbeiters er bei der Durchführung von Maßnahmen bevorzugt. Wenn Patienten äußern, dass er nur von gleichgeschlechtlichen Personen untersucht oder angefasst werden möchte, muss dieser Wunsch unbedingt berücksichtigt werden. Gelegentlich ist es jedoch aufgrund der Personalbesetzung nicht möglich, dass immer eine gleichgeschlechtliche Person anwesend ist.

> Wenn eine gewünschte gleichgeschlechtliche Betreuung nicht möglich ist, sollten Maßnahmen nur im absoluten Notfall durchgeführt werden.

Fazit
- Die Überwindung der intimen Distanz ist in Gesundheitsberufen alltäglich und unvermeidbar
- Die eigene Einstellung zu Körperlichkeit und Sexualität ist ausschlaggebend für ein Empfinden von Normalität im Zusammenhang mit der Intimsphäre
- Ältere Menschen und Patienten mit kognitiven Defiziten können häufig den Sinn von Maßnahmen nicht nachvollziehen und bewerten diese falsch
- Sexuell traumatisierte Patienten sind in allen Gesundheitsbereichen anzutreffen, eine Re-Traumatisierung ist zwingend zu vermeiden

7

Angst und Verwirrung

Wenn einer keine Angst hat, hat er keine Phantasie.
Erich Kästner

Angst begleitet unser Leben und ist primär eine sinnvolle und wichtige Emotion. Angst schützt vor riskantem Verhalten und vor Selbstüberschätzung. Wie jede andere Emotion auch, beinhaltet die Angst eine Wechselwirkung zwischen Fühlen und Denken.

Im Gesundheitswesen gibt es zahlreiche Situationen, die mit Ängsten und Befürchtungen einhergehen und das Wohlbefinden des Betroffenen beeinflussen. Möglicherweise wird dadurch sogar der Heilungsprozess beeinträchtigt.

Achtsamkeit im Zusammenhang mit Ängsten beinhaltet das Erkennen von angstauslösenden Situationen, die Offenheit, Ängste zu kommunizieren und mögliche Strategien der Angstreduktion und Angstvermeidung.

Verwirrtheit kommt ebenfalls in allen Bereichen des Gesundheitswesens vor und ist für Mitarbeiter eine Herausforderung. Die Einschätzung, welche Inhalte durch Desorientierung

© Der/die Autor(en), exklusiv lizenziert an Springer-Verlag GmbH, DE, ein Teil von Springer Nature 2023
S. Schmidt, *Take Care,* Top im Gesundheitsjob,
https://doi.org/10.1007/978-3-662-66982-2_7

beeinflusst sind und die Reaktion auf Verwirrung können eine gelungene Beziehung ausmachen.

7.1 Angst

Wenn Angst empfunden wird, dient diese zunächst dem Schutz des Organismus. Die emotionale Verfassung steht immer in einer Wechselwirkung mit dem Denken und kann zu Veränderungen der kognitiven Leistungen führen. Folglich treten Angst und Verwirrtheit auch in Kombination auf, was zum einen für den Betroffenen eine erhebliche Belastung darstellt und zum anderen von den Mitarbeitern ein großes Maß an Empathie und Verständnis verlangt.

> Angst wird im Alltag als peinlich und negativ betrachtet. Schon in früher Kindheit lernen Kinder, Angst zu negativieren oder zu verbergen, etwa durch Sprüche wie, »Angsthase, Pfeffernase…«. Dieses erlernte Verhalten ist geschlechtsabhängig ausgeprägt und beinhaltet häufig den Gedanken, dass Angst zwar existieren jedoch nicht gezeigt werden darf.

Normalerweise werden Ängste nur gegenüber Vertrauenspersonen thematisiert, gegenüber fremden Personen oder gegenüber Bekannten, denen man nicht vertraut, werden Ängste eher bagatellisiert.

Nadine hat seit einigen Wochen Schlafprobleme und kommt völlig übernächtigt zur Arbeit. Sie macht sich große Sorgen um die Gesundheit ihrer Mutter, die einen Schlaganfall hatte. Ihre Kollegin erkundigt sich, warum sie so schlecht aussähe. Nadine möchte allerdings nicht darüber reden und erklärt der Kollegin lediglich, sie könne zurzeit nicht gut schlafen.

Angst entsteht, wenn eine Person ein Risiko wahrnimmt. Diese Risikowahrnehmung wird durch verschiedene Faktoren beeinflusst.

Risikowahrnehmung

- Angst entsteht vor Dingen, die der Mensch in seiner Entwicklungsgeschichte zu fürchten gelernt hat, beispielsweise vor Schlangen, Spinnen, gefährlichen Tieren
- Angst entsteht vor Dingen, die man nicht kontrollieren kann, beispielsweise Flugangst, Achterbahnfahren
- Angst entsteht, wenn etwas unmittelbar bevorsteht, beispielsweise Start oder Landung beim Fliegen oder Prüfungsangst
- Angst entsteht vor Dingen, die lebhaft im Gedächtnis geblieben sind, beispielsweise Angst vor dem Zahnarzt oder einem Krankenhausaufenthalt

Um einen angemessenen Umgang mit Ängsten zu gewährleisten, muss auch die Frage nach der Ursache der Angst gestellt werden. Im Folgenden werden verschiedene Ursachen erläutert.

Ängste durch realistische Bedrohungen

Realistische Bedrohungen des Lebens, der Unversehrtheit, der Gesundheit oder der Integrität führen zu Ängsten, die durch den Wegfall der Bedrohung verschwinden oder in Form eines Traumas weiter existieren können.

Frau Meier wird Geisel eines Bankräubers, der sie mit einer Waffe bedroht. Sie durchleidet Todesangst, die erst verschwindet, als der Bankräuber von der Polizei überwältigt wird. Im Anschluss bleibt bei Frau Meier ein Gefühl der Angst bestehen, sobald sie eine Bank betritt.

Ängste durch fehlende oder falsche Informationen

Sorgen und Befürchtungen können in massiven Ängsten münden, wenn fehlerhafte Annahmen die Ursache sind. Als Folge der Angst ist der Betroffene möglicherweise nicht mehr in der Lage, rückzufragen, um den Realitätsgehalt der Informationen zu überprüfen.

Frau Müller geht mit ihrer Tochter zum Kieferorthopäden. Da sie weiß, dass die Tochter in letzter Zeit die Zähne nicht gründlich geputzt hat, befürchtet sie, dass sich Karies gebildet haben könnte. Obwohl sie ihre Tochter diesbezüglich immer ermahnt, plagen sie Gewissensbisse. Abends, wenn die Kinder ins Bett gehen, ist es oft schon so spät, dass Frau Müller die beiden zur Eile mahnt und nicht vehement genug auf gründliches Zähneputzen besteht. Sie ist so aufgeregt während der Untersuchung, dass sie nur die Hälfte der Informationen aufnehmen kann. Am Abend erkundigt sich Herr Müller, was der Kieferorthopäde gesagt hat. Frau Müller reagiert gereizt und antwortet ablenkend, indem sie ihrem Mann vorwirft, dass er sich ja sonst auch nur am Rande für die Probleme der Kinder interessiere.

Die Befürchtung, eine negative Antwort zu bekommen, kann dazu führen, dass eine Frage überhaupt nicht gestellt wird. Dies ist im Gesundheitswesen häufig der Fall.

Frau Wagner wird wegen eines kleinen operativen Eingriffs stationär aufgenommen. Die Patientin leidet unter anderem auch an einer Depression. Nachdem die Untersuchungen abgeschlossen sind, wird der OP-Termin festgelegt. Am Abend zuvor ist Frau Wagner etwas aufgeregt, sodass sie von der Pflegekraft der Nachtschicht angesprochen wird, ob alles in Ordnung sei. Frau Wagner verneint dies, sie sei sehr ängstlich vor der bevorstehenden Operation und fühle sich zusätzlich in einem Stimmungstief. Sie erkundigt sich, ob sie darüber mit dem Stationsarzt reden dürfe. Die Pflegekraft erklärte ihr, dass sie jederzeit über ihre Sorgen reden könne. Frau Wagner ist erleichtert und teilt mit, dass es ihr schwer fällt, von sich aus jemanden anzusprechen, es sei ihr lieber, angesprochen zu werden. Es fiele ihr leichter, auf Fragen zu antworten.

Unrealistische Ängste

Bei psychiatrischen Erkrankungen kann man Ängste beobachten, die nicht auf einer realistischen Grundlage beruhen. Dabei handelt es sich um Verfolgungsideen oder wahnhafte Befürchtungen im Rahmen einer Psychose beziehungsweise einer Depression oder eines Delirs. Auch bei Demenzerkrankungen treten Ängste durch Halluzinationen auf. Zu unterscheiden sind diese von realen Ängsten zu Beginn der Erkrankung, wenn die Diagnose gestellt wird.

> Paranoide Symptome und Wahn sind behandlungsbedürftige Erkrankungen, die einer psychiatrischen Behandlung bedürfen. Zu beachten ist dabei, dass diese Ängste den Betroffenen so stark beeinflussen können, dass er sich selbst oder anderen einen Schaden zufügen kann. Verfolgungsideen können Todesängste auslösen.

Angststörungen

Angststörungen sind quälende anhaltende Gefühle von Angst, die nicht angemessen abgebaut werden können. Man unterscheidet verschiedene Formen von Angststörungen.

Angststörungen

- Generalisierte Angststörungen, ein dauerhafter Zustand der Anspannung
- Panikattacken, plötzlich auftretende Episoden intensiver Angst
- Phobien, Reaktion auf Ängste vor Objekten oder Situationen
- Zwangsstörungen, wiederkehrende und quälende Gedanken oder Handlungen
- Posttraumatische Belastungsstörung

Alle diese Formen von Angst haben einen Krankheitswert und können oder müssen behandelt werden. Sie unterscheiden sich dadurch von den Ängsten durch realistische Bedrohungen oder fehlende Informationen. Allerdings werden Mitarbeiter in Gesundheitsberufen mit all diesen verschiedenen Formen und Ausprägungen der Angst konfrontiert.

Dabei gilt es zu entscheiden, ob eine reale Bedrohung oder eine Fehlinformation die Ursache der Angst ist – in diesem Fall kann der Betroffene durch ein Gespräch oder durch Aufklärung seine Ängste überwinden – oder ob es sich um eine behandlungsbedürftige Erkrankung handelt. Eine Aufklärung kann dann nur dazu dienen, den Krankheitswert des Problems mitzuteilen und Lösungsmöglichkeiten anzubieten.

> Die Abgrenzung von realistischer Angst und unrealistischen Befürchtungen ist enorm schwierig. Eine Beobachtung über einen längeren Zeitraum kann bei dieser Frage notwendig sein.

7.2   Umgang mit Ängsten

Unabhängig von der Ursache der Angst werden Mitarbeiter in Gesundheitsberufen immer wieder mit dem Problem Angst und seinen Folgen konfrontiert. Nicht immer kommunizieren Patienten den Inhalt ihrer Befürchtungen direkt. Achtsamkeit im Umgang mit Ängsten ermöglicht es jedoch, eine aufmerksame Wahrnehmung im Kontakt mit den Betroffenen zu erreichen.

Um Sorge und Angst besser zu erkennen und darauf einzugehen, werden zunächst die häufigsten Ängste von Betroffenen aufgeführt.

Schmerz

Die Angst vor Schmerzen ist die größte Befürchtung in allen Einrichtungen des Gesundheitswesens. Dabei handelt es sich um eine vollkommen nachvollziehbare Angst, da jeder selbst schon einmal derartige Ängste verspürt hat, sei es vor einem Eingriff, vor einer Untersuchung, vor einem Kontakt mit Arztpraxis oder Krankenhaus, selbst vor einer Geburt verspürt die Schwangere Angst vor Schmerzen.

Sofern der Betroffene bereits Erfahrungen mit dem medizinischpflegerischen Bereich gesammelt hat, ist ihm bewusst, dass medizinische und therapeutische Maßnahmen mit Schmerzen einhergehen können. Arztkontakte finden in unserer Gesellschaft bereits im Neugeborenenalter statt und sind schon dann mit schmerzhaften Erfahrungen verknüpft, beispielsweise bei Impfungen.

Im Gespräch mit Mitarbeitern des Gesundheitswesens werden derartige Ängste kaum thematisiert. Sie können allerdings durch typische Symptome beobachtet werden.

Symptome der Angst

- Feuchte Hände
- Schweißausbrüche
- Blässe
- Blutdruckanstieg oder -abfall mit Schwindel und Ohnmacht
- Anspannung der Muskulatur
- Zittern
- Beschleunigte Atmung bis hin zur Hyperventilation
- Herzrasen

Die körperlichen Symptome der Angst können vor allem dann beobachtet werden, wenn eine akute Risikowahrnehmung vorliegt. Bei länger dauernden Ängsten stehen körperliche Symptome nicht im Vordergrund. In diesen Fällen müssen andere Hinweise auf das Vorliegen von Angst beachtet werden.

Herr Friedrich muss in regelmäßigen Abständen zur Nachsorgeuntersuchung, da er an einem Prostatakarzinom erkrankt ist. Die Untersuchungen sind ihm bekannt, sodass er genau weiß, was bei der Nachsorge auf ihn zukommt. Mehr als diese Untersuchungen fürchtet Herr Friedrich das Ergebnis der Diagnostik. Schon mehrere Tage vor dem Untersuchungstermin kann er nachts nicht mehr gut schlafen und grübelt auch am Tage mehrfach, was passieren würde, wenn er an einem Rezidiv erkrankt wäre. Am Untersuchungstag ist Herr Friedrich ängstlich und angespannt, besonders bedrückend ist die Situation, nach Abschluss der Untersuchungen im Wartezimmer auf das Ergebnis zu warten. Herr Friedrich zeigt in dieser Situation kaum körperliche Symptome, er reagiert eher introvertiert und schweigsam. Den Mitarbeitern gegenüber würde Herr Friedrich seine Ängste niemals äußern.

Aufgabe von Mitarbeitern im Gesundheitswesen ist es immer, anzunehmen, der Patient könnte Angst vor Schmerzen haben und ihn darauf anzusprechen. Hilfreich ist es außerdem, dem Patienten mitzuteilen, dass niemand Schmerzen aushalten muss.

> Die Medikation und Bedarfsmedikation mit Analgetika wird deshalb immer dann angeboten, wenn der Verdacht besteht, der Betroffene könnte Schmerzen haben, auch wenn er nicht in der Lage ist, diese zu äußern, beispielsweise durch die fehlende Kommunikationsfähigkeit bei Bewusstlosigkeit oder durch Beeinträchtigungen bei Demenz.

Fortbildungsangebote für Mitarbeiter im Gesundheitswesen zum Thema Schmerzmanagement sind sinnvoll, da ein großer Teil der Mitarbeiter sich nicht ausreichend zu diesem Thema informiert fühlt.

Abhängigkeit

Eine weit verbreitete Angst ist auch die Angst vor Abhängigkeit. Auf fremde Hilfe angewiesen zu sein, stellt für viele Menschen ein bedrückendes, angsteinflößendes Gefühl dar. Dies gilt auch für die Abhängigkeit von Hilfsmitteln, etwa ein Rollstuhl, eine Gehhilfe, eine Brille oder ein Hörgerät.

> Je besser das Hilfsmittel für die Umwelt sichtbar ist, desto größer ist die Angst.

Autonomie und Selbstbestimmung sind schon für Kinder ein wichtiges Thema, für erwachsene Menschen ist der Verlust der Autonomie ein einschneidendes Erlebnis.

Nach einem Sturz erleidet die 81-jährige Frau Otto eine Schenkelhalsfraktur. Bisher konnte sie sich völlig selbstständig in ihrer eigenen Wohnung versorgen. Postoperativ befürchtet Frau Otto, nun dauerhaft pflegebedürftig zu werden und nicht mehr in ihre häusliche Umgebung zurückkehren zu können. Den Mitarbeitern gegenüber äußert sie diese Befürchtung nicht.

Sie empfindet jedoch die gesamte Therapie als völlig nutzlos und nimmt nur halbherzig an der physiotherapeutischen Behandlung teil. Der Therapeut möchte mit ihr das Gehen trainieren und führt die Übungen zu Beginn mit einem Rollator durch. Frau Otto empfindet dies als beschämend und weigert sich, an der Physiotherapie teilzunehmen. Das Training mit einem Rollator hat ihrer Ansicht nach keinen Sinn, da ihre Wohnung im 3. OG liegt und nicht über einen Fahrstuhl verfügt.

Um die Angst vor dem Verlust der Autonomie zu reduzieren, sollte der Patient immer wieder positive Rückmeldungen bezüglich des Behandlungserfolgs bekommen. Bei ungünstiger Prognose kann eine Aufklärung über die zukünftige Beeinträchtigung dazu beitragen, dass der Patient diese besser akzeptieren kann. Gleichzeitig sollten Informationen über mögliche Unterstützungsangebote weitergegeben werden.

Der Grundsatz »ambulant vor stationär« entspricht dem Wunsch der meisten Menschen. Fast immer ist das Ziel der Betroffenen, in der eigenen Wohnung bleiben zu können.

In Kliniken wird allerdings in vielen Fällen nur unzureichend über häusliche Hilfsmöglichkeiten informiert. Dies betrifft nicht nur den Patienten, vor allem pflegende Angehörige beklagen die fehlende Aufklärung und Beratung.

Sterben und Tod

Die Angst vor dem Tod ist für viele Menschen weniger belastend als die Angst vor dem Sterben. In dem Moment, in dem eine Diagnose mitgeteilt wird, die für den Patienten mit Tod und Sterben in Verbindung gebracht wird, sind jedoch die Angst vor dem Tod und die Angst vor dem Sterben gleichbedeutend bedrohlich.

Hilfreich im Kontakt mit Sterbenden und deren Angehörigen ist es, sich vorab mit der eigenen Endlichkeit auseinanderzusetzen. Verschiedene Formen dieser Auseinandersetzung sind Gespräche, Seminare und Literatur.

Sterben

Jeder Mitarbeiter im Gesundheitswesen sollte sich mit Tod und Sterben auseinandersetzen. Bedenken Sie aber, dass Ihre Einstellung sich im Verlauf durch Erfahrung und Erlebnisse verändern kann.

Die nachfolgend formulierten Rechte beschreiben die Leitsätze der Palliativbetreuung. Sie sollten Ursprung des Handelns für sterbende Menschen sein.

Rechte von Sterbenden

- Die sterbende Person hat das Recht auf einen individuellen Tod.
- Die sterbende Person hat das Recht, alleine sein zu dürfen, aber niemals alleine sein zu müssen.
- Die sterbende Person hat das Recht auf Ansprache und auf Stille.

- Die sterbende Person hat das Recht auf Körperkontakt, wenn sie dies möchte.
- Die sterbende Person hat das Recht, negative Gefühle zu zeigen.
- Die sterbende Person hat das Recht auf eine ruhige Umgebung oder auf Ablenkung.
- Die sterbende Person hat das Recht auf Ehrlichkeit.
- Die sterbende Person hat das Recht, Entscheidungen zu treffen.
- Die sterbende Person hat das Recht auf Schmerzfreiheit.
- Die sterbende Person hat das Recht, wichtige Dinge klären zu können.
- Die sterbende Person hat das Recht auf religiöse Begleitung.

Macht

Nicht nur in Gesundheitseinrichtungen auch in anderen Institutionen können Ängste vor Willkür, Machtmissbrauch und Zwang entstehen.

> Prinzipiell ist das Auftreten von Willkür und Zwang überall möglich, selbst im familiären Umfeld.

Angst vor Machtmissbrauch kennt man beispielsweise aus Schulen, aus Behörden oder Banken, Justizvollzugsanstalten oder Kinderheimen.

Frau Müllers Tochter hatte im Mathe Test eine 4-geschrieben. Der Durchschnitt der Klasse lag bei 3,9. Einige Eltern diskutieren die enttäuschenden Mathematikergebnisse bei einem Elternstammtisch und kommen zu dem Konsens, dass der Unterricht vermutlich keine ausreichende Vorbereitung auf den Test dargestellt hat. Sie wünschen ein Gespräch mit dem

Mathematiklehrer, befürchten allerdings, dass die Schüler darunter leiden müssen. Schließlich verzichten sie darauf, den Lehrer zu kontaktieren.

Ähnliche Befürchtungen sind in allen Bereichen des Lebens zu beobachten, selbstverständlich auch in Gesundheitsberufen.

Frau Fichtner wird von einem ambulanten Pflegedienst betreut. Sie lebt in einer eigenen Wohnung im Haus der Tochter. Da die Tochter bereits berentet ist, bekommt sie mit, wann der Pflegedienst zu ihrer Mutter kommt und wann die Mitarbeiter wieder gehen. Bei diesen Beobachtungen stellt sie fest, dass eine Mitarbeiterin immer deutlich weniger Zeit bei der Mutter verbringt als alle anderen. Sie befürchtet, dass die Mitarbeiterin ihre Arbeit nicht gründlich macht und beobachtet gezielt die Besuche dieser Mitarbeiterin sowie den Zustand der Mutter nach dem Besuch. Sie kommt zu dem Ergebnis, dass die Mitarbeiterin nicht alle Leistungen, die dokumentiert werden, auch tatsächlich durchführt und findet dafür auch Beweise.

Nun weiß sie aber nicht, was sie dagegen unternehmen soll. Eine direkte Konfrontation der Mitarbeiterin möchte sie nicht, da sie befürchtet, die Mutter müsse darunter leiden. Eine Beschwerde bei der Einrichtungsleitung kommt aus demselben Grund nicht infrage. Da sie keine Lösung findet, beobachtet sie weiter und ärgert sich.

Nach über einem Jahr verstirbt Frau Fichtner. Die Tochter beschwert sich nach dem Tod der Mutter bei der Pflegedienstleitung über die Mitarbeiterin.

Würde man Mitarbeiter in Gesundheitsberufen darauf ansprechen, würde vermutlich der größte Teil der Mitarbeiter einen Machtmissbrauch weit von sich weisen. Trotzdem können immer wieder Situationen beobachtet werden, in denen der Hilfebedürftige durch seine abhängige Position von Machtmissbrauch bedroht ist.

Die Pflegekraft Regina beobachtet zufällig folgende Situation: Ihre Kollegin ist gerade bei einer 22-jährigen Patientin, die sich in ihr Bett zurückzieht und durch eine depressive Episode so antriebsgehemmt ist, dass sie einnässt. Gerade als die Kollegin das Bett frisch bezogen hat, stellt sie fest, dass es schon wieder nass ist. Gereizt fordert sie die Patientin auf, das Bett zu verlassen und es selbst frisch zu beziehen. Die Patientin zeigt keinerlei Reaktion. Die Kollegin verliert die Nerven, holt aus und gibt der jungen Frau eine Ohrfeige. Regina ist entsetzt. Wie soll sie sich verhalten. Die Kollegin kennt sie schon seit Jahren als zuverlässige, kompetente Mitarbeiterin und die regressiven Tendenzen der Patientin empfindet sie ebenfalls als belastend. Dennoch ist Gewalt gegen Patienten für sie unvorstellbar und nicht zu tolerieren. Soll sie die Kollegin ansprechen? Soll sie ihre Beobachtung an die Leitungsebene weitergeben? Oder soll sie einfach den Mund halten und ihre Beobachtung ignorieren?

Vonseiten der Betroffenen wird fast immer auch die Durchführung von Zwangsmaßnahmen als Machtmissbrauch bezeichnet. Freiheitsentziehende Maßnahmen und Zwangsmedikationen sind in vielen Einrichtungen des Gesundheitswesens alltäglich. Die Wahrnehmung der Mitarbeiter gegenüber Freiheitsentziehungen als Ausdruck von Macht ist eingeschränkt, da diese Maßnahmen nur in der Annahme durchgeführt werden, den Betroffenen oder seine Umgebung zu schützen.

Rein juristisch betrachtet, ist ein großer Teil der Freiheitsentziehungen legitimiert. Fachlich betrachtet, wäre ein erheblicher Teil dieser Maßnahmen durch Alternativen zumindest zeitweise vermeidbar.

Dazu können verschiedene Maßnahmen und technische Hilfsmittel verwendet werden, um die freiheitsentziehende oder freiheitseinschränkende Maßnahme zu vermeiden.

Einige Projekte und Publikationen beschäftigen sich mit der Vermeidung von Freiheitsentziehungen: Das

Projekt ReduFix*, das vom Bundesministerium für Familie, Senioren, Frauen und Jugend BMFSFJ in Kooperation mit der Evangelischen Fachhochschule Freiburg und dem Robert-Bosch-Krankenhaus Stuttgart gefördert wurde, hat die Reduzierung von Freiheitsentziehungen in der Praxis zum Ziel und konnte eine Reduzierung von bewegungseinschränkenden Maßnahmen erreichen.

Lesetipp

Das Bayerische Staatsministerium für Arbeit und Sozialordnung, Familie und Frauen hat eine Broschüre und eine DVD herausgegeben – »Eure Sorge fesselt mich«, die sich mit der Vermeidung von Freiheitsentziehungen beschäftigt und über die Homepage bezogen werden kann.

Zwang und Gewalt

Im Kontakt mit Patienten können immer wieder Situationen auftreten, in denen Mitarbeiter oder andere Personen bewusst oder unbewusst Druck auf den Betroffenen ausüben. Dies kann im alltäglichen Geschehen durch Stress oder Gedankenlosigkeit auftreten, es kann jedoch auch vorkommen, dass der Mitarbeiter enttäuscht, wütend oder verärgert ist und deshalb unangemessen reagiert.

Die Begriffe Zwang oder Gewalt werden oft auch umschrieben durch die Wörter Macht und Machtmissbrauch. Es bleibt jedoch der eigenen Reflexion überlassen, inwiefern dadurch der gleiche Umstand beschrieben wird.

Zum besseren Verständnis werden an dieser Stelle verschiedene Beispiele aus allen Bereichen genannt, die als Zwang/Macht oder Gewalt/Machtmissbrauch gegen die Betroffenen betrachtet werden können. Beispiele und Übungen zu diesem Thema beinhaltet außerdem Kap. 4.

Beispiele für Gewalt

- Bevormundung
- Zwang zur Kommunikation
- Ignorieren von Fragen oder Aufforderungen
- Lautes Reden
- Schimpfen
- Desinteresse
- Zwanghafte Lagerung, Zwangsmobilisation
- Fixierung
- Vorenthalten von medizinischer oder therapeutischer Behandlung
- Wegnehmen von Hilfsmitteln
- Zwang zur Körperpflege
- Anwendung von »Lätzchen« und Plastikgeschirr
- Zwang zur Nahrungs- oder Flüssigkeitsaufnahme
- Einflößen von Nahrung
- Zu seltene Toilettengänge
- Psychopharmaka ohne Wissen des Patienten
- Beschäftigungsangebote sind nicht altersentsprechend
- Duzen oder falsche Ansprache

> Wichtig ist es, Situationen, in denen Zwang oder Gewalt droht, wahrzunehmen und entsprechend zu vermeiden.

Angst vor dem Alleinsein

Jeder Mensch kennt die Angst vor dem Alleinsein aus seiner eigenen Vergangenheit.

Nach dem misslungenen Mathematiktest kann die Tochter von Frau Müller nicht gut schlafen. Nachts um 1 Uhr steht sie im Schlafzimmer der Eltern, weil sie Angst hat und nicht mehr alleine weiter schlafen kann. Schnell schlüpft sie zu ihren Eltern unter die Decke.

Auch Patienten im Gesundheitswesen können Angst vor dem Alleinsein haben. Gerade nachts führen diese Ängste bei dementen Menschen zu einer Unruhe, sodass sie teilweise ihr Bett verlassen und herumwandern.

> Nicht selten werden solche Ängste dann mit Psychopharmaka behandelt. In Pflegeeinrichtungen stehen auch kaum andere Möglichkeiten zur Verfügung.

Sehr häufig äußern gerade demenzerkrankte Patienten dann »Ich muss nach Hause« und wiederholen dies permanent oder versuchen gar, diese Aussage umzusetzen und die Einrichtung zu verlassen.

Dabei bedeutet die Aussage »Ich muss nach Hause« eigentlich nur »Ich muss an einen Ort, an dem ich mich zuhause fühle«, also ein Ort der Geborgenheit und der Privatheit: »Ich fühle mich hier fremd und verlassen.« Selbst in der eigenen Wohnung wird diese Aussage formuliert, allerdings seltener als in stationärer Unterbringung. Angehörige antworten dann meist: »Du bist doch zuhause!« Dieses »Zuhause« des Erwachsenenlebens wird von den Betroffenen jedoch gar nicht mehr als ihre Heimat erkannt, sie sehnen sich nach dem Zuhause ihrer Kindheit, nach der beschützten Atmosphäre in der Ursprungsfamilie.

Wenn es gelingt, diese Atmosphäre der Geborgenheit und Vertrautheit in einer Einrichtung des Gesundheitswesens zu schaffen, wird das Weglaufen und Herumwandern nicht mehr notwendig sein. Auch wenn der Betroffene die Umgebung nicht als sein Zuhause identifiziert, fühlt er sich in dieser Umgebung heimisch und wohl.

Das Ehepaar Dettmer lebt in einem beschützten Wohnbereich einer Langzeitpflegeeinrichtung. Beide Eheleute sind an einer fortgeschrittenen Demenz erkrankt und weisen erheblich kognitive Defizite auf. Bei ihrem Rundgang durch das Haus trifft die Pflegedienstleitung das Ehepaar im Garten auf der Hollywoodschaukel an. Als sie die beiden anspricht, um sich nach ihrem Befinden zu erkundigen, antwortet Frau Dettmer: »Oh es geht uns sehr gut, wunderbar. Das ist der schönste Urlaub, den wir je gemacht haben«. Herr Dettmer nickt.

Das Gefühl des Beschütztseins kann auch verbal vermittelt werden durch konkrete Zusagen wie: »Ich sehe nach Ihnen«, »Ich passe auf Sie auf« oder »Ich bin jederzeit für Sie ansprechbar«. Dies gilt sowohl im stationären als auch im ambulanten Bereich. Feste Angebote von Aufmerksamkeit und Achtsamkeit vermitteln Sicherheit, wenn sie eingehalten werden.

In einem Pflegeheim in Thailand werden demente Menschen betreut. Jeder Patient wird nachts von einer thailändischen Pflegekraft betreut, die auf einer Matte vor seinem Bett schläft.

Solche Pflegemaßnahmen sind in westlichen Pflegeeinrichtungen unvorstellbar. Dennoch stellt sich die Frage, ob das Gefühl der nächtlichen Angst durch Medikamente beseitigt werden muss, die für den Betroffenen mit erheblichen Nebenwirkungen verbunden sind.

> Können Sie als zuständiger Mitarbeiter überhaupt verantworten, dass Sie Ihren Patienten Medikamente verabreichen, von denen Sie wissen, dass die schädlichen Effekte den Nutzen übersteigen? Mit welchem Ziel tun Sie dies? Müssen Sie aus Zeitmangel und zur Aufrechterhaltung der Nachtruhe solche Maßnahmen ergreifen?

Frau Aumüller leidet unter Einschlafstörungen und dem Gefühl der Einsamkeit. Sie liegt am Abend lange grübelnd im Bett, bevor sie in den Schlaf findet. In der Einrichtung, in der sie lebt, wird ein Nacht-Café eingeführt. Alle Patienten, die zuhause nicht so früh zu Bett gegangen sind, treffen sich im Kaminzimmer, schauen gemeinsam einen Film, trinken ein Glas Wein oder eine Tasse Tee und essen Plätzchen. Die meisten, unter ihnen auch Frau Aumüller, gehen danach entspannt zu Bett. Frau Aumüller erinnert das Nacht-Café an früher, als sie gelegentlich mit ihrem Ehemann abends ausging. Einige Patienten können danach noch immer nicht schlafen und begleiten die Pflegekraft der Nachtschicht bei ihrem Rundgang durch das Haus, andere bleiben zusammen im Kaminzimmer und unterhalten sich bis in die Nacht.

»Ist das schlimm?«

Sicher kennen Sie Fragen Ihrer Patienten, wie »Ist das schlimm?« oder »Tut das weh?« aus Ihrem Berufsalltag. Oftmals lautet die lapidare Antwort von Mitarbeitern in Gesundheitsberufen dann »Nein, das ist gar nicht schlimm« oder »Das tut nicht weh«.

Derartige Fragen werden häufig vor Untersuchungen oder kleinen Eingriffen gestellt, die ein großer Teil der Mitarbeiter noch nicht am eigenen Leib erfahren hat. Jede Maßnahme, die man schon selbst »über sich ergehen lassen musste«, verändert die Einstellung zu Ängsten und Befürchtungen und erlaubt eine ehrliche Antwort.

Frau Seifert wird angeraten, eine Kernspintomographie durch-führen zu lassen. Aufgeregt ruft sie ihren Sohn an, um ihm mitzuteilen, dass sie »in die Röhre muss«. Der Sohn, der eine solche Untersuchung noch nie bekommen hat, übergibt den Telefonhörer an seine Tochter, die erst vor kurzem bei dieser Untersuchung war. Die elfjährige Enkelin beruhigt ihre Oma: »Das ist wirklich nicht schlimm, Oma, nur ein bisschen laut.

Du bekommst aber Kopfhörer, man muss einfach nur still liegen.« Nach der Untersuchung beschwert sich die Oma bei ihrer Enkelin: »Es war furchtbar, ich hatte solche Platzangst, ich war nass geschwitzt. So eine Untersuchung würde ich nie mehr machen lassen.«

Auch, wenn man eine Untersuchung oder eine Maßnahme schon selbst erlebt hat, ist das Empfinden individuell verschieden. Selbstverständlich ist es Aufgabe von Mitarbeitern in Gesundheitsberufen, Patienten zu beruhigen und ihnen die Angst zu nehmen. Fühlt sich der Patient jedoch in seinen Befürchtungen nicht ernst genommen und »vertröstet«, hat er im Anschluss das Vertrauen in diese Person verloren.

Angst bei Mitarbeitern

Auch Mitarbeiter im Gesundheitswesen leiden im Zusammenhang mit ihrer Tätigkeit unter Ängsten. Dabei können verschiedene Formen der Angst unterschieden werden.

Mitarbeiterängste

- Angst vor dem Versagen
- Angst vor Fehlern
- Angst vor falschen Entscheidungen
- Angst vor Klagen und juristischen Auseinandersetzungen
- Angst vor Patienten

Herr Keller arbeitet als MTRA in einer Universitätsklinik. In seiner Kindheit wurde er von seinem Onkel sexuell missbraucht und misshandelt. Wegen dieser Erfahrung ist Herr Keller in psychotherapeutischer Behandlung. Seine Arbeit liebt Herr Keller und hat einen herzlichen, fast aufopfernden Umgang mit Patienten. Wenn er jedoch mit einem alkoholisierten Patienten konfrontiert wird, beginnt Herr Keller vor Angst zu zittern, da der Onkel ihn immer in alkoholisiertem Zustand missbraucht hat. Herr Keller wird dann panisch und kann sich nicht mehr auf seine Aufgabe konzentrieren.

Ängste vor Patienten existieren auch, wenn diese bedrohlich und verbal oder körperlich aggressiv auftreten.

Schuld

Der Gedanke, einen Patienten durch einen Fehler, eine Verwechslung, eine falsche Reaktion oder durch fehlendes Wissen zu schädigen, ist für Mitarbeiter in Gesundheitsberufen beängstigend. Sobald man die Verantwortung für die Unversehrtheit eines Patienten übernommen hat, empfindet man den Gedanken, etwas zu übersehen oder nicht schnell genug zu reagieren, als belastend.

> Besonders schwierig ist der Umgang mit diesen Gefühlen, wenn im Vorfeld tatsächlich eine Person zu Schaden kam, unabhängig von der Frage der Schuld und Verantwortung.

Ebenso belastend ist der Gedanke, trotz eines völlig korrekten Verhaltens, einen Fehler vorgeworfen zu bekommen. Dabei spielt es keine Rolle, wer diesen Vorwurf äußert. Im Hinterkopf vieler Mitarbeiter im Gesundheitswesen lauert immer der Gedanke, »man könne im Gefängnis landen«.

In diesem Zusammenhang spielt auch die Dokumentation von Leistungen eine bedeutende Rolle.

Übung: Doku-Check
Trainiert die Haltung

Hilfsmittel: Dokumentation
Dauer: 15 bis 30 min

☻ **Doku-Check**

Überprüfen Sie Ihre Dokumentation unter dem Aspekt der juristischen Sicherheit. Sind die Inhalte ausreichend und vollständig? Haben Sie die relevanten Informationen knapp, präzise und zeitnah dokumentiert? Wiederholen Sie den Doku-Check stichprobenartig alle vier Wochen.

Gewissen

Unabhängig von der Qualität der Dokumentation stellt man im Falle einer Schädigung eines Patienten fest, dass man auch bei fehlerfreiem, korrektem Verhalten unter Gewissensbissen leidet. Die Tatsache, dass dem Mitarbeiter eines Gesundheitsberufs vorgeworfen wird, sich falsch verhalten zu haben, ist deshalb besonders schlimm, weil der Mitarbeiter normalerweise mit der Intention anderen helfen zu wollen, seine Arbeit ausübt.

Übung: Gewissensprüfung
Trainiert die Haltung
Hilfsmittel: keine
Dauer: variabel

☻ **Gewissensprüfung**

Habe ich mir tatsächlich etwas vorzuwerfen? Kann ich aus dieser Situation etwas lernen? Kann ich mein Gewissen erleichtern, indem ich mit einer vertrauten Person über die Situation rede?

Angststörungen

Immer wieder begegnet man in Einrichtungen des Gesundheitswesens Menschen, die unter einer Angststörung leiden. Wichtigster Faktor ist es in diesem Zusammenhang, die Problematik zu erkennen und angemessen darauf zu reagieren.

An dieser Stelle werden verschiedene Beispiele und Situationen beschrieben, bei denen Angststörungen vorliegen, um die Sensibilität zu schärfen.

Dragica Botic ist 24 Jahre alt und hat in ihrer Heimat Bosnien als Kind den Krieg erlebt. Vor ihren Augen wurden damals ihr Vater und ihr Großvater erschossen. Seither reagiert sie mit nächtlichen Panikattacken, ausgelöst werden diese häufig durch laute Geräusche. Wegen einer Ovarialzyste wird Frau Botic auf einer gynäkologischen Station aufgenommen. Als nachts mit lautem Knall eine Tür zufällt, flieht die Patientin unter ihr Bett und wird dort an die Wand gepresst von der Pflegekraft der Nachtschicht vorgefunden.

Herr Güngör wird nach einem Autounfall in das nächstgelegene Krankenhaus gebracht. Aufgrund seiner Verletzungen soll er nach der Erstversorgung und Diagnostik operiert werden. Außerdem wird eine Injektion angeordnet, die ein Schmerzmittel beinhaltet. Den Mitarbeitern ist nicht bekannt, dass Herr Güngör in seiner Heimat als politischer Gefangener inhaftiert war und gefoltert wurde. Zum Einsatz kamen dabei auch Spritzen. Als nun Herr Güngör die Spritze mit dem Analgetikum sieht, versucht er trotz seiner Verletzungen, aus dem Krankenhaus zu fliehen.

Fr. Rosenberg wird an ihrem 90. Geburtstag in einem Pflegeheim aufgenommen. Die alte Dame ist rüstig und freundlich im Kontakt, sodass die Mitarbeiter sich zunächst wundern, warum sie überhaupt stationärer Pflege bedarf, obwohl sie auf den ersten Blick etwas ungepflegt wirkt. Aus diesem Grund wird ihr am Abend eine Dusche angeboten. Fr. Rosenberg, die den

Tag über sehr charmant und kooperativ war, wird schlagartig verbal aggressiv und setzt sich auch mit Tritten und Schlägen zur Wehr. Am nächsten Tag kommt ihre Tochter zu Besuch und wird auf den Vorfall angesprochen. Sie erzählt, dass ihre Mutter als Halbjüdin im Konzentrationslager Theresienstadt war und seither keine Dusche mehr betritt.

Die Patienten aus den oben aufgeführten Beispielen werden den Grund ihrer Angst nicht unbedingt offen aussprechen. Wenn Angehörige über diese Erfahrungen berichten, ist das befremdliche Verhalten zumindest erklärbar. Wenn keine biografischen Informationen bekannt sind, müssen derartige Verhaltensweisen zumindest so weit akzeptiert werden, als der Patient dadurch keine gesundheitliche Beeinträchtigung erleidet.

Fazit

- Versuchen Sie, auch unrealistische Ängste als bedrohlich zu akzeptieren.
- Vermitteln Sie bei realistischen Ängsten und in ausweglosen Situationen ein Gefühl des Beistands.
- Versuchen Sie, Ihre eigenen Ängste in Zusammenhang mit Ihrem Berufsleben zu akzeptieren.
- Fragen Sie bei herausforderndem Verhalten immer nach dem Warum, indem Sie die Fragen zur inneren Biografie erforschen, gegebenenfalls auch mithilfe von Bezugspersonen.
- Versuchen Sie, die Wahrnehmung der desorientierten Person nachzuvollziehen und im Kontakt mit dieser Person zu berücksichtigen.

8

Achtung Angehörige

Das Wichtigste in einem Gespräch ist, zu hören, was nicht gesagt wurde.
Peter F. Drucker

Bezugspersonen werden im Gesundheitswesen häufig als zusätzliche Belastung empfunden, auch wenn sie sogar unterstützend oder helfend tätig sind. Die Anwesenheit von Bezugspersonen ist störend, sie stellen Fragen, kritisieren, kommentieren und möchten alles ganz genau wissen.

Häufig haben Mitarbeiter in Gesundheitsberufen den Eindruck, „die Angehörigen machen mehr Arbeit, als der Patient selbst". In Einzelfällen werden sogar drastische Maßnahmen ergriffen, beispielsweise ein Hausverbot, Besuchsverbot oder Kontaktverbot.

Der positive Aspekt der Anwesenheit von Bezugspersonen wird leicht übersehen: Angehörige leisten sowohl im häuslichen als auch im stationären Bereich eine unermessliche Arbeit für den Patienten. Sie sind meist eine zuverlässige Quelle von Informationen und kennen die individuellen Bedürfnisse und

Vorlieben des Patienten wie kein anderer und letztlich sind Bezugspersonen auch die Anwälte, Fürsprecher und Begleiter der Betroffenen.

8.1 Bezugspersonen als Beobachter

Der Kontakt zu Bezugspersonen wird von vielen Mitarbeitern in Gesundheitsberufen als anstrengend und als zusätzliche Last wahrgenommen: Bezugspersonen benötigen Zeit für Gespräche, Aufklärung und Fragen.

Bezugspersonen möchten in diesen Gesprächen oft auch ihren eigenen Kummer und Druck loswerden und ihre Probleme im Alltag aufzeigen.

> Gelegentlich erwarten Bezugspersonen auch, dass der Mitarbeiter, mit dem sie sprechen, diese Probleme direkt löst.

Als zusätzliche Belastung wird auch empfunden, dass Bezugspersonen, wie eine übergeordnete Instanz, alles beobachten, was mit dem Pflegebedürftigen gemacht wird. Sie kontrollieren, hinterfragen, überprüfen Dokumente und sind während ihrer Anwesenheit immer in einer Zuschauerposition.

Frau Hamann besucht ihren Ehemann tagtäglich in einer stationären Pflegeeinrichtung. Wenn sie das Zimmer betritt, unternimmt sie zuallererst einen Inspektionsgang: Sie kontrolliert die Position ihres Mannes im Bett, die Bettwäsche, das Bewegungsprotokoll, das Einfuhrprotokoll und die Geschwindigkeit der Ernährungspumpe. Schließlich schaut sie noch im Bad nach der Schmutzwäsche und geht dann zum Dienstzimmer, um den Mitarbeitern das Ergebnis ihrer Begutachtung mitzuteilen.

Durch die Besorgnis und das aufmerksame Beobachten der Situation sind die Mitarbeiter gehemmt und reagieren schnell gereizt im Gespräch mit Bezugspersonen. Da sie ihre Arbeit nach bestem Wissen und Gewissen ausüben, werden Skepsis und Beobachtung als Angriff auf ihre Arbeit wahrgenommen, auch wenn der Angehörige nur aus Verantwortungsbewusstsein handelt.

Übung: Ich als Bezugspersonen
Trainiert die Haltung
Hilfsmittel: keine
Dauer: variabel

> **❷ Ich als Bezugsperson**
>
> Wie verhalten Sie sich, wenn ein Familienmitglied oder eine andere Ihnen nahestehende Person medizinisch-pflegerische Hilfe benötigt? Beobachten Sie Ihre Kollegen? Fragen Sie nach? Sind Sie skeptisch? Übertragen Sie Ihre eigenen Erfahrungen auf die Situation (Abb. 8.1).

Wenn Bezugspersonen als besonders unangenehm und lästig wahrgenommen werden, beginnen umgekehrt die Mitarbeiter das Verhalten der Bezugspersonen zu beobachten. Schnell kann es passieren, dass die ganze Familie unter Generalverdacht gestellt wird: »Die wollen doch nur das Geld, sonst interessieren sie sich gar nicht für den Patienten.«

Das gegenseitige Beobachten und Verdächtigen trägt nicht dazu bei, dass zwischen den Mitarbeitern, dem Patienten und seinen Bezugspersonen eine kooperative Beziehung entsteht. Der Patient übernimmt dann manchmal und nicht unbedingt freiwillig eine Vermittlerrolle.

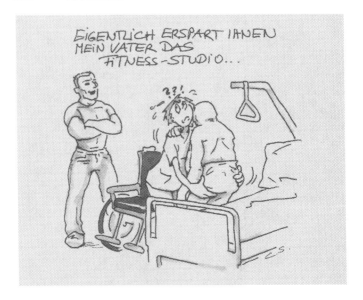

Abb. 8.1 Bezugspersonen

8.2   Angehörige als Laienpflege

Im häuslichen Bereich, in der stationären Betreuung und in ambulanten Gesundheitseinrichtungen leisten Angehörige eine enorme Arbeit.

Laienpflege

- Sie übernehmen die komplette Haushaltsführung.
- Sie übernehmen Begleitungen.
- Sie übernehmen die Körperpflege.
- Sie verabreichen Medikamente.
- Sie übernehmen Teile der Behandlungspflege.
- Sie organisieren den Weg des Patienten durch die Einrichtungen und vereinbaren Termine.

- Sie geben Informationen und Briefe weiter.
- Sie planen.
- Sie übernehmen gesetzliche Betreuungen, fungieren als Bevollmächtigte und sind über Patientenverfügungen informiert.
- Sie kennen den Patienten und seine individuellen Wünsche.
- Zum großen Teil treffen sie Entscheidungen im Sinne des Betroffenen.

Bezugspersonen müssen also großen Druck aushalten und sind oft auch bereit, die eigenen Bedürfnisse hinter die Bedürfnisse des Patienten zu stellen.

> Angehörige sind Hauswirtschafter, Physiotherapeut, Ergotherapeut, Logopäde, Pflegeperson, Psychologe und Arzt in einer Person. Außerdem sind sie Tochter oder Sohn, Ehepartner- und Elternersatz sowie permanenter Ansprechpartner. Vielfach sind Bezugspersonen zusätzlich noch ehrenamtlich tätig.

Viele Bezugspersonen sind selbst gesundheitlich beeinträchtigt und vernachlässigen ihre körperlichen und psychischen Bedürfnisse. Bezugspersonen haben kaum die Möglichkeit, ihre Sorgen und Gedanken mitzuteilen, weil sie durch die Betreuung des Patienten von sozialer Isolierung bedroht sind.

Einige Bezugspersonen schämen sich sogar für das Verhalten ihres Patienten. Vor allem bei Patienten, die an Demenz erkrankt sind, kann es vorkommen, dass Bezugspersonen den Kontakt zu ihrem sozialen Umfeld meiden oder abbrechen. Um diese Aufgaben vollständig erfüllen zu können, entwickeln Bezugspersonen eigene Bewältigungsstrategien.

Auch Bezugspersonen, die einen Kurs für pflegende Angehörige besucht haben, nutzen selbst entwickelte Techniken, um in ihrer Umgebung die Pflege und Betreuung leisten zu können. Diese Techniken können von den erlernten Methoden deutlich abweichen.

> Eine wichtige Aufgabe aller Mitarbeiter in Gesundheitsberufen ist deshalb die fachliche Beratung von Bezugspersonen. Dabei ist zu beobachten, dass Bezugspersonen trotz Beratung ihre eigene Methode bevorzugen.

Problematisch für die Mitarbeiter ist es dann, zu entscheiden, inwieweit diese Techniken toleriert werden können, ohne dass der Patient dadurch zu Schaden kommt.

Frau Hübner ist 92 Jahre alt und wird von ihrer Schwiegertochter zuhause gepflegt. Abends wird sie gegen 19 Uhr zu Bett gebracht, mit mehreren Lagen Inkontinenzmaterial versorgt und erst am nächsten Morgen um 8.30 Uhr aus dem Bett mobilisiert. Die Mitarbeiterin des ambulanten Pflegedienstes, die bei Frau Hübner am Morgen die Grundpflege durchführt, hat die Schwiegertochter schon mehrfach darauf hingewiesen, dass Frau Hübner wegen eines erhöhten Dekubitusrisikos nicht über einen so langen Zeitraum in der gleichen Position im Bett liegen sollte und dass es notwendig wäre, das Inkontinenzmaterial in der Nacht zu wechseln. Die Schwiegertochter kann dies jedoch nicht leisten.

Im Rahmen der demografischen Entwicklung wird die Versorgung durch Angehörige auch aus gesundheitspolitischer Sicht immer wichtiger. In zahlreichen Untersuchungen und Befragungen von pflegenden Angehörigen wurde festgestellt, dass Bezugspersonen sich über mögliche Unterstützungsangebote nicht ausreichend informiert fühlen.

Übung: Beratung
Trainiert die Achtsamkeit
Hilfsmittel: Broschüren
Dauer: ca. 30 min

⊕ Beratung

Versuchen Sie durch die Verbesserung Ihres Beratungsangebots die Achtsamkeit gegenüber Patienten und ihren Bezugspersonen zu fördern. Wie häufig finden Beratungen statt? Welche Möglichkeiten nutzen Sie, um Bezugspersonen zu beraten und dadurch zu entlasten? Welche Materialien stehen zur Verfügung? Welche Medien können Sie einsetzen?

Darüber hinaus sollte geklärt werden, ob es in Ihrer Region Organisationen, Selbsthilfegruppen und Pflegestützpunkte gibt, mit denen Sie kooperieren können.

8.3   Bezugspersonen als Partner

Als Vermittler zwischen dem Patienten und externen Leistungsanbietern sind Angehörige und Bezugspersonen ein wichtiger Partner.

Bezugspersonen sind Experten für ihren Patienten.

Die Weitergabe des Expertenwissens ist ein unermesslicher Wissensschatz für die Fremdanamnese. Angehörige betrachten die Situation aus einem anderen Blickwinkel. Durch die Herausforderung, die sie im Alltag zu bewältigen haben, und durch den oft unfreiwilligen Rollenwechsel in der Beziehung zum Patienten bewerten sie Symptome anders als professionelle Mitarbeiter in Gesundheitsberufen.

Dadurch können besondere Situationen in der Dreiecksbeziehung zwischen Patient, Mitarbeiter und Bezugsperson entstehen:

»Besserwisser«

Wenn der Angehörige das Wissen anders verarbeitet, als es ihm übermittelt wird, wenn er sich zusätzliche Informationen einholt, etwa aus dem Bekanntenkreis, aus Zeitschriften oder aus dem Internet und diese mit den professionellen Informationen vergleicht, kann daraus resultieren, dass er die Aussagen der Mitarbeiter direkt oder indirekt anzweifelt.

> Angehörige gelten dann als »Besserwisser«, als beratungsresistent und eigensinnig. Dadurch wird die Partnerschaft der Kooperation belastet.

Nicht immer werden Zweifel von den Bezugspersonen offen kommuniziert, manchmal führen diese einfach heimlich Maßnahmen durch.

Frau Hamann hat Probleme zu akzeptieren, dass ihr Ehemann wegen einer Schluckstörung keine orale Nahrungszufuhr haben darf. Immer wieder erkundigt sie sich bei den Pflegefachkräften, beim Hausarzt, bei der Logopädin und beim Neurologen, wann ihr Mann wieder normal essen dürfe. Da sie die Nahrungskarenz als schwere Einbuße der Lebensqualität ansieht, die sie ihrem Mann nicht zumuten möchte, bringt sie heimlich Lebensmittel mit und verabreicht diese. Einige Male wird sie dabei von den Mitarbeitern beobachtet und auf die Gefährdung hingewiesen. Eines Tages verschluckt sich Herr Hamann an einem Stück Frikadelle so stark, dass er zyanotisch wird und zu ersticken droht. Frau Hamann hat ein schlechtes Gewissen und macht den Mitarbeitern Vorwürfe, sie würden mit ihrem Mann nicht ausreichend trainieren.

Unwissende Angehörige

Von Bezugspersonen wird erwartet, dass sie umfassend über den Patienten informiert sind. Wenn der Kontakt jedoch schon vor der Erkrankung nur selten oder gar nicht gepflegt wurde, kennen die Beteiligten den Patienten nicht so gut, wie von ihnen erwartet wird.

> Bezugspersonen befinden sich dann in einer Position, in der sie das Gefühl haben, ihr Unwissen rechtfertigen und erklären zu müssen. Alternativ können sie die fehlenden Kenntnisse verschleiern, indem sie Vermutungen weitergeben.

Die tatsächlichen Wünsche des Patienten sind in derartigen Fällen nicht genau zu eruieren und es können Zweifel entstehen, ob die Bezugspersonen tatsächlich die Patienteninteressen darstellen oder ihre Interessen in den Vordergrund stellen. Besonders häufig entsteht diese Konstellation, wenn mehrere Personen ihre Sichtweise als die richtige bezeichnen.

Herr Hamann hat insgesamt vier Kinder. Eine Tochter und zwei Söhne wohnen weiter weg und besuchen den Vater mehrmals im Jahr, ein Sohn wohnt vor Ort und kümmert sich um finanzielle Angelegenheiten. Dieser Sohn gibt an, die Wünsche des Vaters am besten zu kennen, da er immer einen intensiven Kontakt gepflegt habe. Von Frau Hamann wird diese Aussage nicht bestätigt. Das Verhältnis sei schon immer belastet gewesen und sie verdächtigt den Sohn sogar, Geld von Herrn Hamanns Konto abzuzweigen, da er sich beim Hauskauf ziemlich übernommen habe. Beide wünschen jedoch die Beendigung der Verabreichung von Sondenkost. Frau Hamann fände die normale orale Ernährung besser, der Sohn bezeichnet die Sondenernährung als Quälerei. Die drei anderen Kinder wünschen eine Fortführung der Maßnahme. In diesem Fall gestaltet sich die

Meinungsfindung als schwierig und könnte durch eine ethische Fallbesprechung (Kap. 9) geklärt werden.

Übernahme von Maßnahmen durch Angehörige

Wenn Bezugspersonen Maßnahmen übernehmen möchten, kann dies zu Konflikten führen. Zum einen besteht die Möglichkeit, dass die Maßnahme nicht fachgerecht oder nicht regelmäßig durchgeführt wird, beispielsweise bei Injektionen, Blutdruckmessungen oder Medikamentengaben. Zum anderen besteht die Möglichkeit, dass Angehörige sich genötigt und ausgenutzt fühlen.

Frau Hamann führt bei ihren täglichen Besuchen immer eine Körperpflege und krankengymnastische Übungen bei Herrn Hamann durch. Sie erklärt den Mitarbeitern täglich, wie froh sie ist, noch etwas für ihren Mann tun zu können. In regelmäßigen Abständen beklagt sie jedoch, dass sie diese Maßnahmen zur Entlastung der Mitarbeiter durchführen müsse, obwohl sie ja eigentlich jeden Monat einen stolzen Betrag für die Pflege bezahlen würde.

8.4   Bezugspersonen als Hinterbliebene

Wenn ein Patient verstirbt, besteht der Kontakt zu den Bezugspersonen noch weiter. Sie müssen organisatorische Dinge übernehmen, die Bestattung vorbereiten und gleichzeitig den Verlust verarbeiten.

In dieser Situation ist die Achtung den Bezugspersonen gegenüber besonders schwierig und wichtig. Tröstlich für die Hinterbliebenen ist es, wenn ihnen auch die

Wertschätzung des Verstorbenen durch die Mitarbeiter vermittelt wird. Ermöglichen Sie Kontakte zu Hospizhelfern, Seelsorgern und Trauerbegleitern, wenn diese gewünscht werden.

Trauer

Je nach Institution im Gesundheitswesen können für Bezugspersonen beziehungsweise Hinterbliebene regelmäßige Treffen angeboten werden. Angehörigenabende, Trauercafés oder Gedenkgottesdienste ermöglichen, dass eine Bindung bestehen bleibt.

Besonders schmerzlich ist es für Angehörige, wenn sie die Wünsche des Verstorbenen nicht genau kennen. Sie zweifeln dann an ihren Entscheidungen, beispielsweise bezüglich der Bestattung und suchen eventuell Rat bei den Mitarbeitern. In dieser Situation ist es hilfreich und tröstlich, den Bezugspersonen zu beschreiben, wie man den Verstorbenen selbst kennengelernt hat und was er aus Sicht der Mitarbeiter für ein Mensch war.

Schwierig für Hinterbliebene ist auch die Tatsache, dass bei ungeklärter Todesursache gegebenenfalls eine Obduktion vorgenommen werden muss und sie den Verstorbenen nicht »unversehrt« bestatten dürfen. Diese Missachtung seiner körperlichen Integrität ist für die Hinterbliebenen schwer zu verkraften.

Trost und Anerkennung sind sowohl für Bezugspersonen als auch für Hinterbliebene essenzielle Faktoren zur Bewältigung.

Fazit

- Bezugspersonen müssen verschiedenste Rollen in der Betreuung übernehmen. Bedenken Sie, dass sie dafür auch ein positives Feedback benötigen.
- Versuchen Sie die Beziehung zwischen Patient und Bezugsperson bzw. Hinterbliebenen wertfrei zu betrachten.
- Stehen Sie in regelmäßigem Gesprächskontakt zu Bezugspersonen, die sich nicht beschweren oder Kontakte einfordern?
- Gibt es in Ihrer Einrichtung die Möglichkeit, das Gedenken an Verstorbene zu pflegen oder den Abschied zu begleiten?

9

Achtsamkeit in der Kooperation

Die ganze Gemeinschaft ist zu informieren und –
Information ist Chefsache.
 Aus der Regel des Heiligen Benedikt

Die Kooperation im Gesundheitswesen wird bestimmt durch
Teamarbeit in Gruppen, die meist interprofessionell zusammen-
gesetzt sind. Dadurch entstehen typische hierarchische
Strukturen, Konfliktpotenziale, aber auch Entwicklungsmöglich-
keiten durch die Berücksichtigung von gruppendynamischen
Prozessen.

Das Team arbeitet immer nur so gut, wie jedes einzelne
Mitglied der Gruppe, wobei die fachliche Kompetenz für
das Ergebnis weniger ausschlaggebend ist, als die soziale
Kompetenz, die individuelle Motivation und die Teamfähigkeit.

Ein wichtiger Faktor für eine gute Zusammenarbeit ist die
frühzeitige Identifikation von Konflikten und deren schnelle
Lösung, bevor Eskalationen auftreten. Dabei ist zu bedenken,
dass das gemeinsame Ziel immer der achtsame Umgang miteinander und mit den Patienten sein muss.

© Der/die Autor(en), exklusiv lizenziert an Springer-Verlag
GmbH, DE, ein Teil von Springer Nature 2023
S. Schmidt, *Take Care,* Top im Gesundheitsjob,
https://doi.org/10.1007/978-3-662-66982-2_9

9.1   Kooperation im Team

Die Zusammenarbeit einer Gruppe wird in hohem Maße durch die Teamstruktur bestimmt. Dabei ist nicht die Kompetenz des Einzelnen bestimmend für das Ergebnis, vielmehr sind soziale Kompetenz und Teamfähigkeit entscheidend für die Kooperation.

In Gesundheitsberufen ist Teamarbeit unerlässlich für eine gemeinsame Leistung, die ethischen Anforderungen entspricht, da die Arbeit immer im Kontakt mit Menschen stattfindet. Von Bedeutung ist in diesem Zusammenhang die Tatsache, dass verschiedene Berufsgruppen in einem Team zusammenarbeiten. Dabei entstehen Reibungspunkte durch verschiedene Kompetenzen, durch hierarchische Strukturen, durch Verantwortung, Delegation, juristische Fragen und durch persönliche Aspekte, etwa Neid, Missgunst oder Minderwertigkeitsgefühle.

> Die Kooperation von Teams im Gesundheitswesen ist durch historische Entwicklungen, traditionelle Strukturen und durch individuelle Meinungen geprägt.

Notwendig ist es deshalb, dass ein interprofessionelles Team zusammenwächst und sich gemeinsam entwickelt.

Wechsel

Häufige Personalwechsel bedeuten deshalb auch häufige Konfrontationen, häufige Notwendigkeit von Konfliktlösungen und ein erneutes Zusammenwachsen des Teams.

Teamdynamik

In kooperierenden Teams beobachtet man häufig, das Missstimmungen, Unzufriedenheit und Konflikte von einzelnen Teammitgliedern auf das Stimmungsbild des gesamten Teams übergreifen und dadurch plötzlich das gesamte Team unmotiviert ist.

Diesen Prozess der Teamdynamik kann man jedoch auch umgekehrt nutzen, um ein unmotiviertes Team gemeinsam zu aktivieren und positive Kräfte freizusetzen. Dabei können die folgenden Übungen hilfreich sein.

Übung: Der gordische Knoten
Trainiert die Kooperation
Hilfsmittel: keine
Dauer: beliebig, Gruppenübung

☻ **Gordischer Knoten**

Alle Teilnehmer stehen in einem Kreis, schließen die Augen, strecken ihre Hände und fassen blindlings mit beiden Händen die Hand eines anderen Teilnehmers. Wenn jeder Teilnehmer zwei Hände ergriffen hat, dürfen die Augen wieder geöffnet werden. Nun ist eine »Verknotung« aller Teilnehmer festzustellen, die gelöst werden muss, ohne dass die Hände dabei losgelassen werden.

Übung: Der rasende Reporter
Trainiert die Kommunikation
Hilfsmittel: Papier, Stift
Dauer: 15 bis 30 min, Gruppenübung

> ☺ **Rasender Reporter**
>
> Jeder Teilnehmer bekommt einen Zettel mit Aussagen, die ein anderes Mitglied der Gruppe unterschreiben kann. Dabei handelt es sich um Aussagen, die persönliche oder berufliche Fähigkeiten beschreiben. Der Reporter, der zuerst für alle Aussagen eine Unterschrift bekommen hat, gewinnt. Im Anschluss können die Aussagen in der Gruppe diskutiert werden.

Mögliche Aussagen

- Ich habe in der Schule nie abgeschrieben.
- Ich habe die Fähigkeit, Patienten im Gespräch zu beruhigen.
- Ich habe eine Traumreise unternommen.
- Ich bin besonders geduldig.
- Obwohl ich in der Schule faul war, habe ich einen sehr guten Abschluss geschafft.
- Ich habe ein außergewöhnliches Hobby.

Übung: NASA Weltraum-Spiel
Trainiert die Kooperation
Hilfsmittel: Papier, Stifte, Liste der Gegenstände
Dauer: ein bis zwei Stunden, Gruppenübung

> ☺ **NASA Weltraum-Spiel**
>
> Bei diesem bekannten Planspiel aus den 70er-Jahren müssen die Teilnehmer gemeinsam eine Aufgabe lösen: Ein Weltraumschiff hat auf dem Mond eine Bruchlandung gemacht. Das Mutterschiff befindet sich 200 Meilen entfernt auf der hellen, der Sonne zugewandten Seite des Mondes.

Die Teilnehmer haben 15 Ausrüstungsgegenstände, die sie nach der Wichtigkeit in einer Rangliste ordnen müssen, zunächst jeder für sich, dann als Gruppe. Im Anschluss wird das Ergebnis an Hand der korrekten Reihenfolge ausgewertet und Punkte vergeben.

Die 15 Ausrüstungsgegenstände sind

1. Zwei 100 Pfund Tanks Sauerstoff
2. Fünf Gallonen Wasser
3. Stellar-Atlas zur Bestimmung der Richtung
4. Lebensmittelkonzentrat
5. Mit Sonnenenergie angetriebener UKW Sender/Empfänger
6. 50 Fuß Nylonseil
7. Erste Hilfekoffer mit Injektionsnadeln
8. Fallschirmseide (Sonnenschutz)
9. Selbst aufblasbares Lebensrettungsfloß
10. Signalleuchtkugeln
11. Zwei 0,45 Kaliber Pistolen
12. Trockenmilch
13. Tragbares Heizgerät/Kocher
14. Magnetkompass
15. Streichhölzer

Raumfahrttechnische Kenntnisse sind für dieses Spiel nicht erforderlich, vielmehr zählt die Kooperation mit anderen. (Abb. 9.1)

Ein gutes Team entsteht nicht nur durch gute Leistungen, auch gemeinsame private Unternehmungen können die Kooperation verbessern. Dies muss jedoch nicht der Fall sein, insbesondere dann, wenn einzelne Gruppenmitglieder sich zurückziehen und dann aus der Gruppe ausgeschlossen werden.

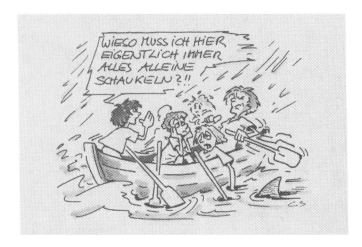

Abb. 9.1 Kooperation

9.2 Konflikte

Sowohl im Umgang mit Patienten, mit deren Angehörigen
(Kap. 8) als auch mit Kollegen kommt es zu Meinungsverschiedenheiten, die in einen Konflikt münden
können. Konflikte zwischen zwei Personen sind alltäglich
und können in den meisten Fällen durch ein Gespräch
oder eine Entschuldigung gelöst werden. Dabei ist zu
bedenken, dass der Patient in einer Beziehung durch seine
Abhängigkeit eher eine schwächere Rolle übernimmt und
möglicherweise aus diesem Grund gehemmt ist, Konflikte
anzusprechen.

> Die Wahrnehmung einer drohenden Konfliktsituation
> sollte deshalb von der medizinischen Fachkraft ausgehen.
> Dies gilt auch für Angehörige, die bei Meinungsver-
> schiedenheiten eventuell auch Nachteile für den Patienten
> befürchten (Kap. 8).

Teamkonflikte entstehen, wenn abweichende Interessen, Meinungen, Auffassungen oder Erwartungen aufeinander treffen. Dabei muss es sich nicht zwangsweise um einen Streit handeln, auch verschiedene Interessen können zu einem Konflikt führen.

Frau Müller ist von dem anstrengenden Tag erschöpft, sie möchte den Abend entspannt auf dem Sofa verbringen und die Nachrichten schauen. Eigentlich müsste sie aber noch einen Berg Wäsche bügeln. Herr Müller freut sich auf ein spannendes Fußballspiel.

Das Beispiel beinhaltet gleich zwei Konflikte: Ein intrapersoneller Konflikt bei Frau Müller – Fernsehen oder Bügeln und ein interpersoneller Konflikt bei dem Ehepaar – Nachrichten oder Fußball.

Derartige Konflikte können normalerweise durch Zugeständnisse gelöst werden und führen nur dann zu einer Eskalation, wenn sie dauerhaft oder wiederholt auftreten.

Auch im Gesundheitswesen treten Konflikte am Arbeitsplatz innerhalb des Mitarbeiterteams auf. Beeinflusst wird die Konfliktentstehung durch hierarchische Strukturen, durch die Zusammenarbeit verschiedener Berufsgruppen und durch die unterschiedlichsten Persönlichkeitsmerkmale der Teammitglieder.

Typen im Team

– Das leistungsstarke Gruppenmitglied
– Der informelle Gruppenführer
– Der Drückeberger
– Das leistungsschwache Gruppenmitglied
– Der Gruppenclown
– Der Intrigant

- Der freche Typ
- Der schüchterne Typ
- Der problembeladene Typ
- Der ausgleichende Typ
- Der Außenseiter
- Der Neuling

Bei Interessens-, Ziel-, Kompetenz- oder Beurteilungskonflikten muss gegebenenfalls ein Vermittler eingeschaltet werden. Prinzipiell kann jedes Teammitglied diese Funktion übernehmen.

Übung: Mein Typ
Trainiert die Wahrnehmung
Hilfsmittel: keine
Dauer: kontinuierlich

☻ **Mein Typ**

Welcher Typ in Ihrem Team sind Sie? Entspricht Ihre Einschätzung der Wahrnehmung Ihrer Kollegen? Machen Sie eine Umfrage, um das herauszufinden.

9.3 Fallbesprechung

Regelmäßige Fallbesprechungen und andere Möglichkeiten der Kommunikation (Kap. 5) im Team sind Grundvoraussetzung für einen fachlichen und einen persönlichen Meinungsaustausch im Sinne des Patienten. Fallbesprechungen sollten unter Berücksichtigung aller Berufsgruppen durchgeführt werden, um die verschiedenen Blickwinkel auf den Patienten, sein soziales Umfeld und seinen Unterstützungsbedarf abzubilden.

Jede Berufsgruppe hat während der Fallbesprechung den gleichen Stellenwert. Jeder Mitarbeiter hat das Recht, seine persönliche Meinung offen auszusprechen, unabhängig von seiner Position in der Struktur des Teams. Eine Sonderform der Fallbesprechung ist die ethische Fallbesprechung.

Ethische Fallbesprechung

Ein wertschätzender Umgang wird durch die Durchführung einer ethischen Fallbesprechung ermöglicht. Dies ist besonders dann von Bedeutung, wenn es um gravierende Maßnahmen geht, wie etwa im folgenden Beispiel, in dem es um die Anlage einer PEG geht.

Achtsamkeit zeigt sich in diesem Zusammenhang zum einen in der Beobachtung einer Person und der Kenntnisnahme und Berücksichtigung ihrer individuellen Gewohnheiten, zum anderen bedeutet sie auch, dem Patienten im Zusammenhang mit Nahrungskarenz oder Nahrungsverweigerung eine gesunde, qualitativ angemessene Nahrung anbieten zu können.

Gerade im Kontakt mit älteren, multimorbiden, chronisch kranken oder schwerstpflegebedürftigen Patienten führt die Notwendigkeit einer sogenannten Lebensverlängerung oder einer künstlichen Ernährung immer wieder zu Meinungsverschiedenheiten. Die individuelle Einstellung von Mitarbeitern, Patienten, Angehörigen und Betreuern sowie die gesellschaftliche Diskussion über ethische und juristische Fragestellungen beeinflusst das Meinungsbild und die Entscheidung im Einzelfall.

Vordergründig wird von allen Beteiligten das Wohl des Patienten als Begründung angegeben. Die tatsächliche Motivation für eine Ablehnung oder Befürwortung von Maßnahmen der künstlichen Ernährung muss nicht immer transparent sein.

Mögliche Aspekte, die eine Entscheidung beeinflussen

- Lebensqualität des Betroffenen
- Zeitaufwand
- Finanzielle Gründe
- Desinteresse
- Beziehungskonflikte

Um die Fragestellung der Lebensverlängerung oder der künstlichen Ernährung klären zu können, sollten alle Personen zusammenkommen, die den Betroffenen gut kennen und seine Wünsche einschätzen können, sowie alle Personen mit Entscheidungsbefugnissen.

> Solange der Patient entscheidungsfähig ist und kommunizieren bzw. seine Bedürfnisse angemessen äußern kann, ist eine ethische Fallbesprechung gemeinsam mit Patient und Team möglich; sofern die Kommunikations- oder Entscheidungsfähigkeit nicht mehr gegeben ist, sollten behandelnde Ärzte und gesetzlicher Betreuer teilnehmen.

Die Teilnehmer der Fallbesprechung vereinbaren einen Zeitpunkt, tauschen ihre Meinungen und Ideen aus und versuchen, einen Konsens zu finden. Dabei sollte beachtet werden, dass niemand überredet werden darf, eine Meinung zu unterstützen.

> Ausschlaggebend für jeden Teilnehmer an der ethischen Fallbesprechung ist sein Gewissen.

Selbstverständlich sollten die Eckdaten, wie Teilnehmer, Datum, Inhalte und das Ergebnis der Fallbesprechung, dokumentiert werden. Dies sollte in der Kartei oder in der Kurve des Patienten beziehungsweise auf einem speziellen Formular festgehalten werden, beispielsweise im Muster-Formular für die Ethische Fallbesprechung (Abb. 9.2) (Fallbeispiel Frau Petschko).

☻ Fallbeispiel Frau Petschko

Frau Petschko ist im Alter von 43 Jahren an einem Gehirntumor erkrankt. Seit 18 Jahren wird sie inzwischen in einer Pflegeeinrichtung im Wachkoma betreut. Frau Petschko hat zwei erwachsene Kinder, die zum Zeitpunkt der Diagnosestellung 5 und 7 Jahre alt waren. Frau Petschkos Zustand ist stabil, sie reagiert kaum auf Ansprache, hat spastische Lähmungen und eine ausgeprägte Schluckstörung.

Die Nahrungsaufnahme und Flüssigkeitsversorgung sind schon seit der Aufnahme im Pflegeheim sehr zeitaufwändig und erscheinen für die Patientin belastend. Da die Patientin in den letzten Monaten an Gewicht verloren und inzwischen

eine kritische Grenze unterschritten hat, überlegen der Hausarzt und die Mitarbeiter des Pflegeheims gemeinsam, ob eine

PEG-Anlage sinnvoll wäre. Die Beteiligten stehen dieser Maßnahme positiv gegenüber und nehmen Kontakt zur Tochter auf, die entsetzt reagiert und eine PEG-Anlage rigoros ablehnt. Sie argumentiert, dass dies eine Verlängerung des Leidens ihrer Mutter sei. Außerdem würden dadurch auf sie und ihren Bruder vermutlich immense Kosten zukommen, die beide nicht tragen könnten. Da kein gemeinsamer Nenner gefunden werden kann, wird verabredet, eine ethische Fallbesprechung durchzuführen.

Tochter und Sohn nehmen beide teil, obwohl die Tochter alleine als gesetzliche Betreuerin für alle Aufgabenbereiche eingesetzt ist. Zunächst erklärt der Hausarzt die Maßnahme aus medizinischer Sicht. Im Anschluss beschreibt die Wohnbereichsleitung die Problematik der

Muster	Seite
	1 von 1

Ethische Fallbesprechung .	Formular
	Nr.

Name: _____ geb.: _____

Datum: _____

Teilnehmer: _____

_____

Situation: _____

_____

_____

_____

Meinungen: _____

_____

_____

_____

_____

Konsens möglich?   ❑ Ja   ❑ Nein

Ergebnis: _____

Unterschrift der Teilnehmer mit Funktion:

_____

_____

erstellt:	Änderungsstatus	Freigabe:	Datum
	0		

Abb. 9.2   Ethische Fallbesprechung

Nahrungsaufnahme bei Frau Petschko und erklärt den Angehörigen, dass die Nahrungsaufnahme für ihre Mutter sehr belastend ist.

Die Kinder können diese Meinung nicht nachvollziehen und äußern die Befürchtung, dass der Schlauch nur der Zeitersparnis der Mitarbeiter diene. Sie hätten sich auch im Internet ausführlich über die PEG informiert. Sie wüssten, dass eine Reduzierung der Pflegestufe damit verbunden sein könne und befürchten eine Kostenzunahme. Sie könnten sich dies finanziell nicht leisten und seien dazu auch nicht bereit. Beide Kinder beschreiben in diesem Kontext das Verhältnis zu ihrer Mutter als oberflächlich, da sie von früher Kindheit an die Mutter nur als Pflegefall kennen. Es wäre für sie erträglicher, dem Leiden der Mutter ein Ende zu setzen und in Kauf zu nehmen, dass sie langsam verhungern würde.

Die Meinungsäußerungen der beteiligten Personen gehen soweit auseinander, dass kein Konsens gefunden werden kann. Zunächst wird beschlossen, die Entscheidung um zwei Wochen zu vertagen. Beim nächsten Gespräch, an dem nun auch die Heimleitung, die Pflegedienstleitung und ein Seelsorger teilnehmen, haben sich keine neuen Aspekte ergeben. Da vonseiten der Teilnehmer niemand sich in der Lage fühlt, die endgültige Entscheidung festzulegen, wird beschlossen das Vormundschaftsgericht zu Rate zu ziehen. Eine Darstellung des Formulars für diese ethische Fallbesprechung wird in der folgenden Abbildung beispielhaft dargestellt (Abb. 9.3).

Fazit

- Überlegen Sie, welche Verhaltensmuster und Rahmenbedingungen die Kooperation in Ihrem Team beeinflussen.
- Wie wird an Ihrem Arbeitsplatz mit Konflikten umgegangen?
- Könnten Sie sich vorstellen, in Ihren Besprechungen gruppendynamische Methoden einzusetzen?
- Versuchen Sie, eine ethische Fallbesprechung in Ihrem Arbeitsbereich vorzubereiten und zu leiten.

Beispielpflegeheim	Seite
	1 von 1
Ethische Fallbesprechung	Formular
	Nr.

Name: Fr. Petschko, Irene   **geb.** 14.07.1950

                                                    Datum: 28.09.2011

Teilnehmer: Dr. Arend, Hausarzt; Fr. Eisele, WBL; Hr. Stütz, HL;

                               Fr. Schuhmacher, PDL; Hr. Spitzer, Seelsorger;

                               Tanja Köhler, Tochter und Betreuerin, Sven

                               Petschko, Sohn

Situation: Kontinuierlicher Gewichtsverlust seit 8 Monaten,

                               erhebliche Schluckstörung, PEG-Anlage

                               medizinisch indiziert

Meinungen: Aus hausärztlicher und pflegerischer Sicht wäre die

                               PEG eine Erleichterung für Frau Petschko

                               Angehörige lehnen PEG ab, möchten Zustand nicht

                               unnötig verlängern, befürchten steigende Kosten

Konsens möglich?   ☐ Ja   ☒ Nein

Ergebnis: Einschaltung des Vormundschaftsgerichts

Unterschrift der Teilnehmer mit Funktion:

_____

_____

erstellt:	Änderungsstatus	Freigabe:	Datum
	0		

Abb. 9.3 Ethische Fallbesprechung bei Frau Petschko

9.4 Zu guter Letzt

Am Ende dieses Buches sollen einige wichtige Gedanken stehen, die Ihnen helfen, Achtsamkeit zu leben.

Goldene Regeln der Achtsamkeit

- Vergessen Sie nie Ihre ursprüngliche Vision.
- Denken Sie immer wieder auch an positive Aspekte Ihrer Arbeit: Anerkennung, Lob, Dank von Patienten und Angehörigen, konstruktiver Austausch mit Kollegen, außergewöhnliche Begebenheiten.
- Wechseln Sie gelegentlich die Perspektive.
- Bleiben Sie kreativ.
- Halten Sie inne, blicken Sie in sich hinein und schauen dann nach vorne.
- Wagen Sie ab und zu einen Blick über den Tellerrand, welche Möglichkeiten stehen Ihnen offen?
- Vertrauen Sie auf Ihre Fähigkeiten.
- Genießen Sie Ihre Freizeit und planen Sie diese.
- Planen Sie mit Menschen, die ihnen wichtig sind.
- Seien Sie sich selbst wichtig.
- Passen Sie auf sich auf – take care.

Jede Veränderung beginnt in uns.
Dalai Lama

Literatur

Basu A, Faust L (2019) Gewaltfreie Kommunikation, 4. Aufl. Haufe Lexware, Freiburg

Bender C, Draksal M (2010) Das Lexikon der Mentaltechniken. Draksal Fachverlag, Leipzig

Bohus M (2018) Interaktives Skillstraining für Borderline-Patienten: Das Therapeutenmanual, 2. Aufl. Schattauer, Stuttgart

Geiger A (2011) Der alte König in seinem Exil. Carl Hanser Verlag, München

Haberstroh J, Pantel J (2011) Kommunikation bei Demenz. Springer-Verlag, Berlin Heidelberg

Hall ET (1976) Die Sprache des Raumes (Originaltitel 1966: The Hidden Dimension, übersetzt von Hilde Dixon). Schwann, Düsseldorf

Hargens J (2019) Bitte nicht helfen! Es ist auch so schon schwer genug, 11. Aufl. Carl Auer Verlag, Heidelberg

Jacobson E (2011) Entspannung als Therapie – Progressive Relaxation in Theorie und Praxis. Aus dem Amerikanischen von Karin Wirth, 7. erw. Aufl. Klett-Cotta, Stuttgart

Kabat-Zinn J (2010) Im Alltag Ruhe finden: Meditationen für ein gelassenes Leben. Knaur, München

Kollak I (Hrsg) (2008). Springer-Verlag, Berlin Heidelberg

Möller S (2016) Einfach ein gutes Team, 2. Aufl. Springer-Verlag, Berlin Heidelberg

Myers DG (2015) Psychologie, 3. Aufl. Springer-Verlag, Berlin Heidelberg

Prior M (2019) MiniMax-Interventionen, 16. Aufl. Carl Auer Verlag, Heidelberg

Quernheim G (2018) Und jetzt Sie!, 2. Aufl. Springer-Verlag, Berlin Heidelberg

Schöll R (2007) Emotionen managen. Carl Hanser Verlag, München

Schultz JH (2020) Autogenes Training Das Original-Übungsbuch, 27. Aufl. TRIAS Verlag

Seidl B (2009) NLP Mentale Ressourcen nutzen, 5. Aufl. Haufe Lexware, Freiburg

Seiwert L (2016) Noch mehr Zeit für das Wesentliche: Zeitmanagement neu entdecken. Goldmann Verlag, München

Specht-Tomann M (2009) Biografiearbeit. Springer-Verlag, Berlin Heidelberg

Tewes R (2015) Wie bitte? Kommunikation im Gesundheitswesen, 2. Aufl. Springer-Verlag, Berlin Heidelberg

te Wildt B, Schiele T (2021) Burn-on: Immer kurz vorm Burn Out: Das unerkannte Leiden und was dagegen hilft. Drömer Knaur, München

Internet

BMFSFJ Bundesministerium für Familie, Senioren, Frauen und Jugend. Charta der Rechte hilfe- und pflegebedürftiger Menschen, BMFSFJ, https://www.bmfsfj.de/bmfsfj/service/publikationen/charta-der-rechte-hilfe-und-pflegebeduerftiger-menschen-77446 (2020).

https://www.kh-cirs.de/. Anonymes Portal zum Eintragen von kritischen Situationen im Krankenhaus (Zugriff 11.11.2022)

Stichwortverzeichnis

Printed in the United States
by Baker & Taylor Publisher Services